PD Dr. Michael Vogeser

Laborkunde
für Pflege- und Gesundheitsfachberufe

PD Dr. Michael Vogeser

Laborkunde

für Pflege- und Gesundheitsfachberufe

unter Mitarbeit von Dr. Bettina Alber

URBAN & FISCHER
München · Jena

Zuschriften und Kritik an:
Elsevier GmbH, Urban & Fischer Verlag, Verlagsbereich Pflege, Karlstraße 45,
80333 München, E-Mail: pflege@elsevier.de

Wichtiger Hinweis für den Benutzer
Die Erkenntnisse in der Medizin unterliegen laufendem Wandel durch Forschung und klinische Erfahrungen. Herausgeber und Autoren dieses Werkes haben große Sorgfalt darauf verwendet, dass die in diesem Werk gemachten therapeutischen Angaben (insbesondere hinsichtlich Indikation, Dosierung und unerwünschten Wirkungen) und Normwerte dem derzeitigen Wissensstand entsprechen. Das entbindet den Nutzer dieses Werkes aber nicht von der Verpflichtung, anhand der Beipackzettel zu verschreibender Präparate zu überprüfen, ob die dort gemachten Angaben von denen in diesem Buch abweichen und seine Verordnung in eigener Verantwortung zu treffen.

Wie allgemein üblich wurden Warenzeichen bzw. Namen (z. B. bei Pharmapräparaten) nicht besonders gekennzeichnet.

Bibliografische Information der Deutschen Nationalbibliothek
Die Deutsche Nationalbibliothek verzeichnet diese Publikation in der Deutschen Nationalbibliografie; detaillierte bibliografische Daten sind im Internet über http://dnb.d-nb.de abrufbar.

Alle Rechte vorbehalten
1. Auflage 2007
© Elsevier GmbH, München
Der Urban & Fischer Verlag ist ein Imprint der Elsevier GmbH.

07 08 09 10 11   5 4 3 2 1

Für Copyright in Bezug auf das verwendete Bildmaterial siehe Abbildungsverzeichnis.

Das Werk einschließlich aller seiner Teile ist urheberrechtlich geschützt. Jede Verwertung außerhalb der engen Grenzen des Urheberrechtsgesetzes ist ohne Zustimmung des Verlages unzulässig und strafbar. Das gilt insbesondere für Vervielfältigungen, Übersetzungen, Mikroverfilmungen und die Einspeicherung und Verarbeitung in elektronischen Systemen.

Um den Textfluss nicht zu stören, wurde bei Patienten und Berufsbezeichnungen die grammatikalisch maskuline Form gewählt. Selbstverständlich sind in diesen Fällen immer Frauen und Männer gemeint.

Planung und Lektorat: Karin Kühnel, München
Herstellung: Kerstin Wilk, München
Satz und Repro: Kösel, Krugzell
Druck und Bindung: Krips b. v., Meppel
Umschlaggestaltung: SpieszDesign, Büro für Gestaltung, Neu-Ulm
Titelfotografie: S. Hartmann, Klinikum Universität München
Gedruckt auf 100 g Tauro offset

Printed in Netherlands
ISBN-13: 978-3-437-28060-3
ISBN-10: 3-437-28060-0

Aktuelle Informationen finden Sie im Internet unter **www.elsevier.de**
und **www.elsevier.com**

Vorwort

Liebe Leser,
vor einer erfolgreichen Behandlung steht die richtige Diagnose.
Laboruntersuchungen sind bei einem Großteil aller Krankheitsbilder – nach Erhebung der Krankengeschichte und körperlicher Untersuchung – eine besonders wichtige diagnostische Hilfe.

Pflegende und Arzthelferinnen, aber auch Physiotherapeuten und viele andere in medizinischen Berufen Tätige, haben fast täglich mit verschiedenen Aspekten der Labordiagnostik zu tun:
So erfolgt die Gewinnung und Weiterverarbeitung diagnostischer Proben überwiegend durch Angehörige dieser Berufsgruppen.
In erheblichem und zunehmendem Umfang werden auch Laboruntersuchungen von Arzthelferinnen und Pflegekräften selbst durchgeführt und nicht von speziell ausgebildeten Technischen Assistenten, wie etwa die Blutzuckermessung, Urin-Streifentests, Blutgasanalytik.
Ebenso sind Angehörige der Pflegeberufe häufig mit der Bewertung von Laborresultaten konfrontiert, etwa wenn im Patientengespräch oder auf der Stationsvisite von „Nieren-" oder „Leberwerten" die Rede ist. Entsprechend ist in der täglichen Routine ein Grundverständnis der medizinischen Hintergründe von Laboruntersuchungen sinnvoll und vielen ein Bedürfnis.

In der Ausbildung medizinischer Fachberufe werden jedoch meist nur sehr begrenzte Kenntnisse zur Labordiagnostik vermittelt. Das vorliegende Buch möchte hier eine Lücke schließen und in knapper und gut verständlicher Form die wichtigsten Aspekte und Zusammenhänge der Labormedizin darstellen. Es erhebt dabei keinen Anspruch auf Vollständigkeit – im Mittelpunkt steht eine knappe, aber gut verständliche Darstellung der am häufigsten bestimmten Laborparameter. Methodische und technische Gesichtspunkte werden nur im nötigsten Umfang behandelt. Für detaillierte Darstellungen der Labormedizin sei auf weiterführende Literatur verwiesen.

Viel Spaß und Erfolg beim Lesen.

Der Autor München im Herbst 2006

Abbildungsverzeichnis

B109 M. Oethinger (Hrsg.): Mikrobiologie und Immunologie, 8. Aufl., Jungjohann Verlag, 1994
K183 E. Weimer, Würselen
M161 M. Zimmer, Bammental
M306 M. Vogeser, München
U150 bioMérieux Deutschland GmbH, Nürtingen
U163 Roche Diagnostics GmbH, Mannheim
V334 SD-nostik Vertrieb und Beratung, Sinsheim
V342 BD Diagnostics GmbH, Heidelberg
V415 IMACO GmbH, Lüdersdorf

Gebrauchsanweisung

In diesen Kästen steht alles, was besonders wichtig ist!

Hier stehen alle Informationen, bei denen man besonders aufpassen muss!

Krankheitsbilder
Hier gibt es Hintergrundinformationen zu bestimmten Erkrankungen!

Inhaltsverzeichnis

1	**Allgemeine Einführung:** **Die Bedeutung von Laboruntersuchungen**	1
2	**Klinisch-chemische Basisuntersuchungen**	8
2.1	Blutuntersuchungen	10
2.2	Urin- und Stuhluntersuchungen	39
2.3	Klinisch-chemische Spezialuntersuchungen	45
2.4	Mikrobiologie: Bakteriologie, Parasitologie, Virologie	70
2.5	Transfusionsmedizin	90
3	**Probengewinnung und Probentransport**	96
3.1	Untersuchungsmaterialien	96
3.2	Funktionstests	110
3.3	Probentransport	110
4	**Hintergründe der Labormedizin**	113

1 Allgemeine Einführung: Die Bedeutung von Laboruntersuchungen

Gegenstand der Labormedizin

> Laboruntersuchungen spielen in der Medizin häufig eine wichtige Rolle. Sie tragen dazu bei, Diagnosen zu sichern und Erkrankungen aufzudecken. Auch nach Diagnosestellung sind Laboruntersuchungen im Behandlungsverlauf häufig von großer Bedeutung für die Beurteilung des Verlaufs und des Behandlungserfolgs.

Die Labormedizin befasst sich mit der Untersuchung von Proben unterschiedlichster Art, die beim Patienten gewonnen werden können, z. B.:
- Blut
- Urin
- Stuhl
- Abstriche
- Drainage-Flüssigkeiten
- Rückenmarksflüssigkeit.

In-vitro-Diagnostik

Der Begriff „In-vitro-Diagnostik" (übersetzt: „im Reagenzglas") wird inzwischen mehr oder weniger gleichbedeutend mit dem Begriff Labormedizin verwendet. Die „In-vitro-Diagnostik" umfasst die klinische Chemie, die Mikrobiologie und die Transfusionsmedizin, aber auch feingewebliche Untersuchungen von Biopsien und Operationspräparaten sowie die detaillierten und umfassenden Untersuchungen von einzelnen Zellen in flüssigen Untersuchungsmaterialien (Zytologie). Diese „histopathologischen" und zytologischen Untersuchungen werden von Pathologen durchgeführt und sind nicht Gegenstand dieses Buches.

Die Laboruntersuchung als ein Baustein im diagnostischen Prozess

Erstuntersuchung

Laboruntersuchungen sind typischerweise ein Baustein im gesamten diagnostischen Prozess. Am Beginn dieses Prozesses steht, dass ein Mensch ärztliche Hilfe sucht. Erster Schritt ist nun, die zugrunde liegenden Beschwerden möglichst genau zu erfragen und klarzulegen. In einem zweiten Schritt erhebt der Arzt die sogenannte **Anamnese,** also die Krankengeschichte vor allem in Bezug auf Vorerkrankungen, Arzneimitteleinnahmen und dergleichen. Aus den strukturiert gesammelten Informationen formuliert der Arzt eine erste Liste von Verdachtsdiagnosen.

Der nächste Schritt ist die **körperliche Untersuchung,** bei der der Arzt seine Sinne einsetzt (sehen, tasten, hören, riechen) sowie einfache Hilfsmittel (z. B. Stethoskop, Untersuchungslampe, Spatel) verwendet. Die körperliche Untersuchung muss zentrale Punkte immer erfassen (z. B. Orientiertheit des Patienten, Herzfrequenz, Blutdruck, Durchblutung der Extremitäten). Das detailliertere Vorgehen der Untersuchung orientiert sich aber bereits an der Liste der erwogenen Verdachtsdiagnosen. So wird der Kinderarzt beispielsweise bei einem Kind mit Fieber und Halsschmerzen natürlich den HNO-Bereich besonders intensiv untersuchen. Durch die Befunde der körperlichen Untersuchung kann die Liste der Verdachtsdiagnosen typischerweise konkretisiert werden.

Laboruntersuchung

In den meisten Fällen sind jedoch weitere sogenannte **technische Untersuchungen** und **Laboruntersuchungen** erforderlich, um eine Arbeitsdiagnose zu erarbeiten.

Bei dem größten Teil internistischer Erkrankungen sind Laboruntersuchungen entscheidend und zentral wichtig für die Diagnosestellung (mindestens ¾ der Fälle). Dies gilt beispielsweise für Krankheitsbilder wie Herzinfarkt, Erkrankungen des Knochenmarks, Anämien oder Lebererkrankungen.

Bei anderen Erkrankungen stehen Laboruntersuchungen für die direkte Diagnosestellung weniger im Vordergrund, wie beispielsweise bei Asthma, beim akuten Schlaganfall oder in der Traumatologie. Auch in diesen Bereichen liefern Laboruntersuchungen jedoch oftmals wichtige zusätzliche Informationen, besonders zur Funktion wichtiger Organe, die zur Behandlung des Patienten wichtig sein können. Beispielsweise lässt sich bei einem älteren Patienten, der gestürzt ist, über die Beschreibung des Unfallhergangs, das Beschwerdebild und die körperliche Untersuchung die Verdachtsdiagnose Hüftfraktur mit großer Wahrscheinlichkeit stellen. Da ein solcher Patient möglicherweise operiert werden muss, ist es sinnvoll, bereits frühzeitig mit einfachen Laboruntersuchungen zu erfassen, ob besondere Risiken bestehen – etwa durch eine Niereninsuffizienz, eine eingeschränkte Leberfunktion oder eine Erkrankung im Bereich der Blutbildung oder der Blutgerinnung.

Als weiteres Beispiel sei ein Patient genannt, der durch Wahnvorstellungen psychiatrisch auffällig wird. Hier ist das Vorliegen einer primären Psychose zwar relativ wahrscheinlich, dennoch muss unbedingt eine Schilddrüsenüberfunktion, die die Symptomatik ausgelöst haben könnte, labordiagnostisch ausgeschlossen werden.

Technische Untersuchungen

Neben Laboruntersuchungen verfügt die Medizin über ein weites Arsenal technischer Untersuchungen. Aus diesem Untersuchungsspektrum werden die relevanten und notwendigen Verfahren basierend auf den möglichen Verdachtsdiagnosen ausgewählt. Sehr weit verbreitete und leistungsfähige technische Untersuchungen sind z.B.

- Röntgenaufnahmen, besonders des Brustkorbs zur Beurteilung von Herz und Lungen
- EKG
- Sonographien, besonders des Bauch- und Beckenraums, sowie von Gefäßen
- Angiographien
- CT
- NMR (Kernspintomographie)
- Untersuchungen der Lungenfunktion
- EEG (Hirnstromableitung)
- Nuklearmedizinische Untersuchungen.

Die Befunde aller im individuellen Fall angeordneter Untersuchungen werden vom Arzt zusammenfassend beurteilt, so dass schließlich eine Diagnose gestellt wird, die wiederum die Voraussetzung für eine geeignete Therapie ist. Laborwerte sind dabei immer nur *ein* Aspekt in der Gesamtheit der Informationen, die dem behandelnden Arzt zugänglich geworden sind. Die Gewichtung der Bedeutung von Laboruntersuchungen im konkreten Fall erfordert immer das umfassende ärztliche Wissen.

Stufendiagnostik bei Laboruntersuchungen

Die Labormedizin verfügt über ein Spektrum relativ einfacher Untersuchungen, mit deren Hilfe die Funktion oder die Intaktheit wichtiger Organsysteme schnell und zuverlässig beurteilt werden, z.B. der Ausschluss von

Nierenfunktionsstörungen, Leberfunktionsstörungen, Infekten, Störungen der Blutbildung. Einige dieser einfachen und kostengünstigen Untersuchungen werden vielfach als **Suchtest** und ohne (sehr) konkreten Hinweis auf das Vorliegen einer Störung durchgeführt („Screening").

Andere Untersuchungen sind nur nach genauer Indikationsstellung oder bei konkreten Hinweisen auf das Vorliegen einer bestimmten Erkrankung sinnvoll. So erfolgt die Messung der Amylase-Aktivität im Blut zum Ausschluss einer akuten Bauchspeicheldrüsenentzündung nur beim Vorliegen von Bauchschmerzen.

Neben entsprechenden Basisuntersuchungen der Labormedizin gibt es eine sehr viel größere Zahl von **Spezialuntersuchungen.** Diese werden häufig eingesetzt, um auffällige Befunde der Basisdiagnostik weiter abzuklären (Stufendiagnostik; z. B. Hepatitis-Serologie bei erhöhten „Transaminasen", → S. 17). Teilweise werden Spezialuntersuchungen durch spezifische Befunde bereits früh im Diagnoseprozess erforderlich, z. B. Hepatitis-Serologie nach Nadelstichverletzung.

Beispiel
Eine 35-jährige Frau sucht ihren Hausarzt auf, da sie sich zunehmend matt, schnell erschöpft und antriebslos fühlt (Hauptbeschwerdebild). Der Arzt befragt die Patienten zunächst (Anamneseerhebung). Sie berichtet unter anderem nicht über ungewollten Gewichtsverlust (dies könnte für ein Tumorleiden sprechen) und nicht über Änderungen der allgemeinen Lebensgewohnheiten (wie zunehmenden Alkoholkonsum oder familiäre oder berufliche Probleme). Stattdessen beschreibt sie relativ stark ausgeprägte Menstruationsblutungen. Fleisch oder Fisch esse sie höchstens einmal pro Woche. Bei der anschließenden körperlichen Untersuchung findet der Arzt eine relativ hohe Herzfrequenz von 85 Schlägen pro Minute. Die Schleimhäute erscheinen ihm auffällig blass. Weitere Auffälligkeiten findet er bei der ausführlichen Untersuchung nicht.

Aus den Hauptbeschwerden, der Anamnese und der körperlichen Untersuchung ergibt sich für den Arzt die Verdachtsdiagnose Anämie (Blutarmut), vermutlich durch Eisenmangel bedingt.

Mit einer relativ großen Wahrscheinlichkeit kann diese Verdachtsdiagnose jedoch unzutreffend sein: Die Beurteilung der Schleimhautfarbe ist sehr subjektiv. Ein Leistungsmangel hat häufig komplexe psychische Hintergründe und keine körperliche Ursache.

Daher versucht der Arzt, die Verdachtsdiagnose durch die Messung der Hämoglobin-Konzentration zu erhärten (**Suchtest**).

Tatsächlich fällt ein Hb-Wert von 9,5 g/dL auf, bei einem Richtwert von 12–15 g/dL, womit das Vorliegen einer Anämie gesichert ist und die Beschwerden schlüssig erklärt sind. Allerdings kann eine Anämie eine Vielzahl von Ursachen haben und beruht keineswegs immer auf einem Eisenmangel. Als **Anschlusstest** zur Hb-Bestimmung fordert der Arzt daher die Messung

der Ferritin-Konzentration im Serum an (**Stufendiagnostik**). Ein niedriger Messwert (10 mg/dL, Richtwert > 20) weist schließlich den Eisenmangel nach. Erst auf diese Befunde hin verordnet der Arzt ein Eisenpräparat.
Diese Präparate werden von vielen Patienten nicht gut vertragen und führen vor allem zu Magenbeschwerden. Deshalb sollte diese Behandlung, die im Allgemeinen längere Zeit durchgeführt werden muss, nur bei einer gesicherten Diagnose erfolgen. Wäre die Behandlung nur auf die Ergebnisse von Anamnese und körperlicher Untersuchung hin erfolgt, hätte der Arzt mit seiner Verordnung mit einiger Wahrscheinlichkeit der Patienten Unannehmlichkeiten verursacht, die keine Besserung der eigentlichen Beschwerden erbracht hätte. Im beschriebenen Fall sind nun auch noch **Verlaufsuntersuchungen** von Bedeutung für die Patientin: Erst die Kontrolle der Hämoglobin-Konzentration in bestimmten Abständen erlaubt die Beurteilung, ob die Einnahme der Präparate richtig erfolgt und wann die Eisenspeicher wieder so weit gefüllt sind, dass die medikamentöse Behandlung reduziert oder beendet werden kann.

Laboruntersuchungen werden im Allgemeinen dann durchgeführt, wenn Beschwerden vorliegen. Im Sinne einer Erkrankungsvorsorge beim völlig beschwerdefreien Menschen sind vermutlich nur wenige Laboruntersuchungen sinnvoll, z. B. der Nüchtern-Glucose-Wert (→ S. 12), eventuell der Lipidstatus (→ S. 30) und die Untersuchung der Schilddrüsenfunktion (→ S. 38), wobei auch das Lebensalter, Erkrankungen in der Vorgeschichte und Erkrankungen bei Verwandten eine Rolle bei der Auswahl sinnvoller Vorsorgeuntersuchung spielen.

Markersubstanzen

Untersuchungsmaterialien wie das Plasma oder Serum (also die Blutflüssigkeit, die durch Zentrifugieren von den Blutzellen abgeschieden worden ist) sind aus vielen tausend, völlig unterschiedlichen chemischen Substanzen zusammengesetzt. Dabei sind Moleküle geringer Größe, wie etwa die Glucose, der zentrale Energieträger des Körpers, aber auch sehr große Moleküle, die Proteine (Eiweiße), zu finden. Die klinische Chemie als ein zentrales Fach der Labormedizin befasst sich im Wesentlichen damit, die Konzentration weniger bestimmter Stoffe aus der sehr großen Gesamtzahl aller Stoffe zu bestimmen. Für diese wenigen Stoffe gilt, dass vom Normalwert abweichende Konzentrationen mit bestimmten Erkrankungen in Beziehung stehen und so eine diagnostische Bedeutung besitzen (**Markersubstanzen**).

Maßeinheiten

Konzentrationen von Stoffen werden entweder angegeben als **Gewicht** der entsprechenden Reinsubstanz in einem bestimmten Probenvolumen, z. B. die Konzentration des Nierenfunktions-Markers Kreatinin in Milligramm Kreatinin pro Deziliter Probe (mg/dL).

Oder es wird die **Anzahl** der entsprechenden Marker-Moleküle in einem Probenvolumen beschrieben: Dabei wird von Mol gesprochen, was einer enorm großen Zahl von Molekülen (eine 23-stellige Zahl) entspricht. Die Angabe in Mol(-Bruchteilen, z. B. mMol/l, µMol/l) wird auch jeweils als **„SI-Einheit"** bezeichnet. Für einige Laborparameter wird von manchen Labors die Konzentration in konventionellen Einheiten angegeben und von anderen in SI-Einheiten, z. B. Kreatinin: 1 mg/dl = 88 µmol/l. Zellen in Blut, Liquor oder Urin werden ebenfalls als Anzahl pro Probenvolumen beschrieben.

Grundsätzliches zur Interpretation des Laborbefundes

Grundsätzlich wird auf einem Laborbefund der in einer Patientenprobe gefundene Messwert eines Laborparameters in Beziehung gesetzt zu der Werteverteilung, die in einem Kollektiv offenbar gesunder, beschwerdefreier Menschen gefunden worden ist (Normbereich, Normalbereich, Referenzbereich, Richtwert-Bereich).

Fällt ein Wert aus dem Rahmen, wird dies extra markiert, etwa durch Fettdruck, Hinterlegung oder Sternchen. Die Interpretation solcher vom Normalbereich abweichender Messwerte ist komplex und erfordert im Allgemeinen die Gesamtheit der ärztlichen Kenntnis. So ist nicht jeder abweichende Wert gleichbedeutend mit dem Vorliegen einer Erkrankung. Andererseits kann z. B. auch ein relativ hoher oder niedriger Wert innerhalb des Referenzbereichs von wesentlicher diagnostischer Bedeutung sein. Das Ausmaß der Abweichung eines Patientenwertes vom Richtwert führt parameterabhängig zu ganz unterschiedlichen Interpretationen. Der jeweiligen Interpretation muss die Kenntnis der sogenannten Sensitivität und Spezifität eines Tests zugrunde liegen (→ S. 132).

Für die Basisuntersuchungen der Labormedizin werden auf Laborbefunden normalerweise nur die jeweiligen Richtwerte angegeben. Eine Interpretation in Form eines auf die individuellen Befunde bezogenen Textes ist angesichts der Komplexität der Materie nicht realisierbar und erfolgt nicht. Bei spezielleren Analysen (z. B. einer Auto-Antikörper-Untersuchung) wird dem einsendenden Arzt oft zumindest eine Interpretationshilfe zum individuellen Befund mitgeteilt. Dies gilt besonders auch für mikrobiologische Befunde, bei denen ein „Normalbereich" meist nicht als Zahlenwert angegeben werden kann. Dort muss jeweils ein Anhalt dafür gegeben werden, ob und welche Organismen im entsprechenden Untersuchungsmaterial beim Gesunden vorkommen oder nicht.

> Aus den genannten Gründen ist es grundsätzlich nicht sinnvoll, den Patienten mit einzelnen Laborwerten zu konfrontieren. Vielmehr muss der Arzt im Patientengespräch die Gesamtheit der erhobenen technischen und labordiagnostischen Befunde für den Patienten zusammenschauend interpretieren.

2 Klinisch-chemische Basisuntersuchungen

Die klinische Chemie verfügt über einige hundert unterschiedliche Untersuchungen, deren Durchführung etabliert und in bestimmten Situationen sinnvoll ist. Ein nur relativ kleiner Teil dieser zahlreichen Tests reicht dazu aus, bereits recht zuverlässig Auskunft über die Funktion zentraler Organe zu geben. Sie werden dementsprechend häufig angeordnet. Die Tests sind technisch einfach und kostengünstig durchzuführen. Labormedizinische Basisprogramme werden – abhängig von der jeweiligen Symptomatik mehr oder weniger vollständig – oft beim ärztlichen Erstkontakt angefordert, z. B. bei der Notaufnahme, der stationären Aufnahme, der Erstvorstellung beim Hausarzt. Dies erfolgt oft ohne dass konkrete Hinweise auf eine spezifische Erkrankung vorliegen.

Solche Such- oder „Screening"-Anforderungen sind vertretbar, da ihre Kosten relativ gering sind und die Wahrscheinlichkeit hoch ist, dass häufige Erkrankungen dadurch erkannt werden. Werden solche Krankheitszustände dagegen nicht frühzeitig erkannt, kann sich der Behandlungsverlauf erheblich verzögern. Ergibt die labormedizinische Basis-Untersuchung auffällige Befunde, wird meistens die Durchführung speziellerer labormedizinischer Anschlussuntersuchungen aus dem vollen Repertoire der Labormedizin notwendig („Stufendiagnostik").

Im Folgenden werden die wichtigsten labormedizinischen Basis-Parameter der klinischen Chemie dargestellt. Es geht dabei nur um die typischen *Hauptaspekte* der Parameter, die in der Routineanwendung ganz im Vordergrund stehen. Die Darstellung erhebt damit keinen Anspruch auf Vollständigkeit.

Ausschluss häufiger Krankheitsbilder

Weichen die in Kapitel 2.1 und 2.2 beschriebenen labormedizinischen Basis-Parameter nicht von den Normwerten ab, kann im Prinzip eine große Zahl von Erkrankungen und Beeinträchtigungen des Gesundheitszustandes ausgeschlossen werden. Dies ist natürlich nicht in allen Fällen mit absoluter Sicherheit möglich und grundsätzlich vom Schweregrad und dem Stadium der jeweiligen Erkrankung abhängig.

Gängige klinisch-chemische Basisparameter

Parameter	Seite	Parameter	Seite
Natrium, Kalium, Kalzium (Elektrolyte)	10	CK, Myoglobin, Troponin	29
Glucose	12	Cholesterin und Triglyceride	31
Kreatinin, Harnstoff	15	INR, Quick, PTT	32
GOT, GPT (Transaminasen)	17	D-Dimer	34
Bilirubin	18	Blutgasanalyse	35
Gamma-GT	19	Harnsäure	37
Alkalische Phosphatase	19	LDH, TSH	38
Albumin	19	Laktat	38
Amylase, Lipase	19	Vitamin B_{12}	39
CRP	20	Urin-Status	39
Blutsenkung	22	HCG	43
Kleines Blutbild	22	Stuhluntersuchung auf Blut	43
Ferritin	25		
Differential-Blutbild	26		

Insbesondere dienen die dargestellten Parameter zum Ausschluss folgender Bilder:

- Blutsalzverschiebungen und -entgleisungen
- Nierenerkrankungen mit deutlicher Einschränkung der Nierenfunktion
- Ausgeprägte Entzündungszustände wie bakterielle Infektionen, z.B. Lungenentzündung, Herzklappenvereiterung, Gallenwegsvereiterung, Blindarmvereiterung
- Nicht-bakterielle Entzündungen, z.B. aktive rheumatische Erkrankungen, Gewebsuntergang bei fortgeschrittenen Tumorerkrankungen
- Harnwegsinfekt
- Herzinfarkt
- Leberfunktionsstörungen
- Leberentzündungen (Hepatitis)
- Gallenabflussstörungen

- Akute Bauchspeicheldrüsenentzündung
- Schwangerschaft
- Anämie
- Knochenmarkerkrankungen
- Zuckerkrankheit
- Vitamin B_{12}-Mangel
- Schilddrüsenfunktionsstörungen
- Gicht
- Schwerwiegende Gerinnungsstörungen
- Störungen des Gasaustausches in der Lunge bzw. der Sauerstoffversorgung der Gewebe.

Die dargestellten Basisparameter können allerdings bei vielen häufigen und teils schwerwiegenden Erkrankungen **keinen** wesentlichen direkten diagnostischen Beitrag leisten und diese Krankheiten **nicht** anzeigen oder ausschließen. Dazu zählen Erkrankungen wie Arterienverengung (Arteriosklerose) als Vorstadium von Herzinfarkten und Schlaganfällen, Osteoporose, aber auch Tumorerkrankungen in einem frühen Stadium.

Die in Kapitel 2.1 und 2.2 dargestellten Basisparameter der Labormedizin müssen für den behandelnden Arzt grundsätzlich kurzfristig zur Verfügung stehen. Ein Teil der Parameter können in der stationären Akut-Medizin als labormedizinische Vitalparameter betrachtet werden, die innerhalb von Minuten zur Verfügung stehen müssen (Kalium, Hämoglobin, Glucose, Blutgas-Werte, Infarkt-Marker). Die anderen Basisparameter sollten auch für die ambulante Medizin zumindest innerhalb von Stunden vorliegen, wobei natürlich Unterschiede in der Dringlichkeit bestehen. Eilig ist z.B. besonders die Messung von CRP, da normale Werte im Allgemeinen eine schwerere Infektion ausschließen. Ein Teil der Basisparameter ist primär für die stationäre Medizin von Bedeutung (vor allem Blutgasanalyse), während andere Basisparameter ganz überwiegend für die ambulante Medizin relevant sind, z.B. Cholesterin oder Harnsäure.

2.1 Blutuntersuchungen

Elektrolyte

Natrium und Kalium stellen die wichtigsten Serum-**Elektrolyte** („Blutsalze") dar. Das Gleichgewicht ihrer Konzentrationen ist essentiell für alle Körperfunktionen. **Natrium** weist außerhalb der Blutzellen besonders hohe Konzentrationen auf, während **Kalium** besonders innerhalb von Körperzellen hoch konzentriert vorliegt.

Natrium

Normbereich: 135–145 mmol/l
Natrium-Werte geben besonders Auskunft über Flüssigkeits-Mangel bzw. eine Überwässerung des Körpers.

Hyponatriämie

Niedrige Natrium-Werte (Hyponatriämie) finden sich vor allem bei einer Überwässerung, wie sie häufig bei der Herzinsuffizienz (Pumpschwäche des Herzens) oder bei einer gestörten Nierenfunktion vorliegt. In der stationären Medizin ist eine Hyponatriämie oft auf eine zu hohe Zufuhr von natriumarmen Infusionslösungen zurückzuführen.

Hypernatriämie

Erhöhte Natrium-Werte (Hypernatriämie) werden vor allem bei schwerwiegendem Flüssigkeitsmangel (Exsikkose, „Austrocknung") beobachtet. Dies kommt z. B. nach Magen-Darm-Infektionen mit anhaltendem Erbrechen oder Durchfall vor sowie bei krankheitsbedingt unzureichender Flüssigkeitszufuhr, z. B. bei schweren Allgemeininfektionen wie Pneumonien mit hohem Fieber oder bei Schlaganfall.

Eine unzureichende oder überschießende Freisetzung des Hormons ADH durch die Hirnanhangdrüse (Hypophyse) kann zu schweren Hypo- bzw. Hypernatriämien führen. Dies kann bei Verletzungen oder Erkrankungen des Gehirns vorkommen.

Kalium

Normbereich: 3,5–5,0 mmol/l
Erhöhte und erniedrigte Werte des Serum-**Kaliums** zeigen eine akute Bedrohung des Patienten an, da beide Veränderungen mit einem hohen Risiko von lebensbedrohlichen Herzrhythmusstörungen verbunden sind. Dabei können schon relativ geringe Abweichungen vom Normbereich gefährlich sein, vor allem, wenn sie sich schnell entwickeln.

Hypokaliämie

Erniedrigte Kalium-Werte (Hypokaliämie) finden sich vor allem bei langfristiger Einnahme von harntreibenden Medikamenten (Diuretika) oder Abführmitteln sowie bei einer Überwässerung.

Hyperkaliämie

Erhöhte Kalium-Werte treten vor allem bei einer gestörten Nierenfunktion, aber auch bei großen Gewebsverletzungen auf. Vermeintlich hohe Serum-

Kalium-Werte können auftreten, wenn es bei oder nach der Blutentnahme zum Zerplatzen der roten Blutkörperchen kommt (Hämolyse, → S. 105), da in den roten Blutkörperchen eine sehr hohe Kalium-Konzentration vorliegt.

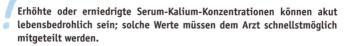 **Erhöhte oder erniedrigte Serum-Kalium-Konzentrationen können akut lebensbedrohlich sein; solche Werte müssen dem Arzt schnellstmöglich mitgeteilt werden.**

Kalzium

Normbereich im Serum: 2,22 – 2,6 mmol/l (8,8 – 10,2 mg/dl)

Hyperkalzämie

Erhöhte Serum-**Kalzium**-Werte (Hyperkalzämie) finden sich vor allem bei einer unangemessen hohen Sekretion des Hormons Parathormon durch kleine Drüsen in der Nachbarschaft der Schilddrüse (Epithelkörperchen). Es handelt sich dabei um eine relativ häufige Erkrankung (Hyperparathyreoidismus). Auch bei Tumorerkrankungen kann es durch Knochenmetastasen oder die Freisetzung von parathormonähnlichen Stoffen zur Hyperkalzämie kommen. Hyperparathyreoidismus führt unter anderem zur Osteoporose und zu Nierensteinen sowie zu unspezifischen Bauchbeschwerden und z. T. zu Depressionen. Sehr stark erhöhte Serum-Kalzium-Werte sind lebensbedrohlich.

Hypokälzämie

Niedrige Kalzium-Werte (Hypokalzämie) werden vor allem bei einem Vitamin D-Mangel, bei fortgeschrittenen Nierenerkrankungen und nach Entfernung der Epithelkörperchen bei Operationen im Halsbereich gefunden.

> Allgemein sind die Konzentrationen der Elektrolyte Natrium, Kalium und Kalzium für alle Körperfunktionen entscheidend wichtig und daher sehr eng reguliert. Schon relativ geringe Abweichungen der Konzentrationen nach oben oder unten können gravierende Folgen haben.
> Bei auffälligen Werten muss der behandelnde Arzt schnell informiert werden.

Glucose

Normbereich im Plasma: Nüchtern 55 – 110 mg/dl (3,0 – 6,1 mmol/l)
Die Glucose (Blutzucker) ist der wichtigste Energielieferant für alle Organsysteme. Das Blut transportiert Glucose nach Aufnahme durch den Darm

zur Leber, wo sie in Form eines Speicherzuckers in gewissem Umfang gelagert werden kann (Glykogen). Eine wesentliche Stoffwechselfunktion der Leber ist es, mit diesem Speicher einen angemessenen Glucose-Spiegel aufrechtzuerhalten.

Hypoglykämie

Unzureichend niedrige Serum-Glucose-Werte (Hypoglykämie, **„Unterzuckerung"**) sind akut lebensbedrohlich, da das Gehirn auf eine ausreichende Glucose-Zufuhr angewiesen ist, während andere Gewebe zum Teil auch andere Energielieferanten, wie Fette, nutzen können.

Ursachen

Die häufigste Ursache von Hypoglykämien ist eine unangemessene Dosierung von Medikamenten zur Behandlung der Zuckerkrankheit („orale" Antidiabetika, z. B. Glibenclamid, oder Insulin). Hypoglykämien können auch bei Lebererkrankungen und seltenen Tumoren der Bauchspeicheldrüse (Insulinom) auftreten oder ohne fassbare Ursachen.

Symptome und Komplikationen

Eine ausgeprägte Hypoglykämie führt zunächst zu Unwohlsein, Zittern, Schwitzen, dann zur Bewusstlosigkeit, aus der der Patient meist nur durch Glucose-Zufuhr von außen wieder erwacht. Wird die Hypoglykämie nicht erkannt und keine Glucose verabreicht, kommt es zu irreversiblen Hirnschäden und schließlich zum Tod.

Deutlich erniedrigte Glucose-Konzentrationen (< 50 mg/dL) können akut lebensbedrohlich sein; entsprechende Werte müssen dem verantwortlichen Arzt schnellstmöglich mitgeteilt werden.

Schnelldiagnostik

Die Serum-Glucose-Messung ist die wichtigste Untersuchung bei Patienten mit unklaren Bewusstseinsstörungen. In solchen Fällen wird die Glucosemessung bereits von den Pflegenden oder vom Notarzt mit einem tragbaren Gerät im Taschenformat durchgeführt. Serum-Glucose-Werte unter 70 mg/dL weisen in der Regel auf eine Unterzuckerung hin.

Kann bei einem unklar bewusstseinsgetrübten Patienten die Glucosemessung nicht innerhalb kurzer Zeit erfolgen, muss die Gabe von Glucose auf Verdacht erfolgen.

Hyperglykämie

Erhöhte Blutzuckerwerte (Hyperglykämie) sind der Schlüsselbefund des Diabetes mellitus (Zuckerkrankheit). Im Nüchternzustand sollte die Serum-Glucose nicht über 120 mg/dl liegen. Innerhalb von zwei Stunden nach Nahrungsaufnahme sollten die Werte unter 180 mg/dl liegen.

Ursache und Diagnostik

Leicht bis mäßig erhöhte Nüchtern-Glucosewerte sprechen für einen Diabetes mellitus vom Typ 2 und müssen im weiteren Verlauf durch einen Funktionstest abgeklärt werden, bei dem eine bestimmte Menge Glucose verabreicht wird, um anschließend die Glucosekonzentration zu bestimmen (Glucosetoleranztest → S. 47).

> **Diabetes mellitus**
> Beim **Diabetes mellitus Typ 2,** der meist im Erwachsenenalter auftritt, liegt in der Regel eine Unempfindlichkeit der Körpergewebe gegenüber Insulin vor (Insulin-Resistenz), gleichzeitig ist die Insulin-Freisetzung aus der Bauchspeicheldrüse gestört (*relativer* Insulin-Mangel).
> Der **Diabetes mellitus Typ 1** ist Folge eines *absoluten* Insulin-Mangels nach Zerstörung der Insulin produzierenden Zellen der Bauchspeicheldrüse, vermutlich durch ein Autoimmungeschehen. Die Erkrankung tritt meist im Kindesalter auf und macht eine lebenslange Gabe von Insulin notwendig.

Komplikationen

Längerfristig führen die dauernd erhöhten Blutzuckerwerte zu einer Reihe von Organschäden und Folgekrankheiten, besonders Verengungen von Gefäßen in Herz, Gehirn, Extremitäten, zudem Nierenschäden, Augenschäden, Wundheilungsstörungen.

Akut sehr stark erhöhte Glucose-Werte können beim **diabetischen Koma** gefunden werden, das häufig mit erheblichen und lebensbedrohlichen Elektrolytverschiebungen verbunden ist. Es kann sich hierbei um eine Entgleisung eines bekannten Diabetes Typ 1 oder 2 handeln, oder um die Ersterstmanifestation dieser Erkrankungen.

Therapie

Für die langfristige „Einstellung" von Diabetikern sowohl vom Typ 2 wie auch vom selteneren Typ 1 durch Diät und/oder Medikamente ist die relativ engmaschige Glucose-Messung entscheidend wichtig. Sie wird häufig vom Patienten selbst mit handlichen Schnelltest-Systemen und Teststreifen vorgenommen (→ S. 15).

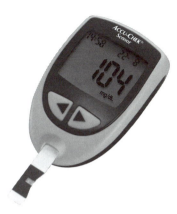

Abb. 2.1: Glucose-Messgerät. [U163]

Nierenwerte

Nierenwerte im Überblick	
Nierenwert	**Normwert**
Kreatinin	Frauen: < 1,0 mg/dl Männer: < 1,2 mg/dl
Harnstoff	< 50 mg/dl

Die Nieren besitzen im Körper eine zentrale Entgiftungsfunktion, in dem sie Stoffwechselprodukte in den Urin abscheiden, die vom Körper nicht weiter verarbeitet werden können.
Nierenfunktionsstörungen (Niereninsuffizienz) sind häufig Folge von längerfristig bestehendem Diabetes mellitus und Bluthochdruck, von Nierenmissbildungen, chronischem Harnaufstau durch Abflusshindernisse oder von Autoimmunerkrankungen. Bei einer Niereninsuffizienz sammelt sich eine Vielzahl von Stoffwechselendprodukten im Blut an, die die Funktion aller Gewebe des Körpers beeinträchtigen. Hierzu gehören die Stoffe **Kreatinin** und **Harnstoff,** die als Markersubstanzen im Serum bei einer Niereninsuffizienz erhöht gemessen werden (Nierenwerte).

Kreatinin

Kreatinin ist ein Stoffwechselprodukt des Muskelgewebes. Die Ausscheidung von Kreatinin erfolgt über die Niere, es verlässt den Körper im Urin.

Harnstoff

Harnstoff ist ein Endprodukt des Eiweißstoffwechsels. Die Ausscheidung erfolgt durch die Niere nach vollständiger Filtration in den Glomeruli und teilweiser Rückresorption in den Tubuli. Die Ausscheidung von Harnstoff ist vor allem bei Niereninsuffizienz erniedrigt, bei gesteigertem Eiweißabbau ist sie erhöht.

Diagnostik

Um eine beginnende, noch geringfügigere Nierenfunktionsstörung zu diagnostizieren, ist die vergleichende Kreatininmessung in Sammelurin und Serum sinnvoll (Kreatinin-Clearance → S. 60), da die Serum-Kreatinin-Werte meist erst bei relativ weit fortgeschrittenen Nierenerkrankungen ansteigen. Andererseits treten leicht erhöhte Serum-Kreatininwerte auch bei einer geringen Trinkmenge auf.

Die Harnstoffmessung im Serum ist besonders bei einer höhergradigen Niereninsuffizienz indiziert, z.B. zur Überwachung der Effektivität einer Dialysebehandlung.

Leberwerte

Mit dem Begriff **Leberwerte** werden Parameter umschrieben, die über die Funktionslage und über die Intaktheit der Leber Auskunft geben können.

Leberwerte im Überblick	
Leberwert	**Richtwert**
Transaminasen	
• GPT (= ALT)	Frauen: < 35 U/l Männer: < 45 U/l
• GOT (= AST)	Frauen: < 33 U/l Männer: < 40 U/l
• GLDH	Frauen: < 6,5 U/l Männer: < 8,5 U/l
Bilirubin	< 1,0 mg/dl (Gesamt-Bilirubin)
γ-GT	Frauen: < 38 U/l Männer: < 55 U/l
aP (alkalische Phosphatase)	< 135 U/l

Die Leber übt als zentrales Stoffwechselorgan eine enorme Vielzahl von lebenswichtigen Funktionen aus. Hierzu gehören besonders die Produktion von spezifischen Eiweißen (z.B. Albumin als zentrales Transport-Protein oder den Gerinnungsfaktoren) sowie die Entgiftung von Stoffen, die schlecht wasserlöslich sind und nicht in den Urin ausgeschieden werden können. Diese Stoffe, zu denen auch zahlreiche Medikamente gehören, werden zum Teil durch Enzyme chemisch umgewandelt (metabolisiert) und in die Gallenflüssigkeit und somit schließlich in den Stuhl ausgeschieden.

Transaminasen

Die **Transaminasen** sind Enzyme, die spezifische chemische Reaktionen innerhalb der Leberzelle unterstützen. Zu diesen gehört die **GPT** (**G**lutamat-**p**yruvat-**t**ransaminase, auch ALT = **Al**aninaminot**r**ansferase), die **GOT** (**G**lutamat-**o**xalacetat-**t**ransaminase, auch AST = **A**spartat-amino-transferase) und die **GLDH** (**G**lutamat-**d**ehydrogenase).

Beim Untergang von Leberzellen gelangen diese Enzyme in das Blut. Um sie nachzuweisen, kann die von diesen Enzymen im Körper unterstützte Stoffwechselreaktion in einem Analysensystem nachgeahmt werden. Erhöhte Aktivitätswerte der **GPT** sprechen für einen Leberschaden, der mit dem Untergang von Leberzellen verbunden ist. Die **GOT** ist von geringerer diagnostischer Bedeutung. Erhöhte **GLDH**-Werte sprechen für einen schwerwiegenden akuten Leberschaden mit Untergang einer großen Zahl von Zellen.

Leberschädigungen haben eine Vielzahl möglicher Ursachen, die sich zum Großteil durch weiterführende Laboruntersuchungen klären lassen. Besonders relevant sind die akute und chronische Entzündung der Leber durch Viren (Virus-Hepatitis → S. 90), Vergiftungen, Blutaufstau in der Leber bei Herzmuskelschwäche, Fettleber-Entzündungen, Begleit-Hepatitiden bei verschiedenen Virusinfekten, Stoffwechselerkrankungen (z.B. Eisenspeicherkrankheit), Arzneimittelnebenwirkungen, Autoimmun-Leberentzündungen und Gallenabflussstörungen.

Aussagekraft

Erhöhte Transaminasen zeigen zwar die akute oder auch chronische Zerstörung von Leberzellen an, sagen jedoch primär nichts über die Funktionslage des Organs aus. So kann bei sehr hohen Transaminasen im Rahmen einer akuten Hepatitis die Funktionslage der Leber aufgrund ihrer hohen Funktionsreserve global noch normal sein, während bei einer lange bestehenden, „ausgebrannten" Leberzirrhose im Endstadium teils normale Transaminase-Werte gefunden werden. Transaminasen kommen nicht ausschließlich in der Leber vor, sondern u.a. auch im Herzmuskel, so dass nach einem Herzinfarkt erhöhte Transaminasewerte beobachtet werden können.

Bilirubin

Zur Beurteilung der Funktionslage der Leber eignet sich u. a. die Messung von **Bilirubin.** Bilirubin entsteht beim Abbau des roten Blutfarbstoffs Hämoglobin. Bilirubin wird von der Leber verstoffwechselt und in die Gallenflüssigkeit ausgeschieden. Ist das Bilirubin stark erhöht, führt die Eigenfarbe von Bilirubin zur Gelbfärbung von Augäpfeln und der Haut des Patienten (Gelbsucht; **Ikterus**). Auch das Serum weist in diesen Fällen eine charakteristische Färbung auf.

Erhöhung aufgrund von Leberschäden

Ist die Leber nicht in der Lage, das Bilirubin zu verstoffwechseln und die Gallenflüssigkeit abzugeben, kommt es zu einer Erhöhung der Serumkonzentration des Bilirubins. Dies ist der Fall z. B. bei

- Leberzirrhose
- Akutem Leberversagen, z. B. infolge einer Vergiftung
- Lebermetastasierung.

> **Leberzirrhose**
> Narbiger Umbau der Leber als Folge z. B. von chronischen Virus-Leberentzündungen, langjährigem Alkoholmissbrauch oder bei relativ seltenen Stoffwechselerkrankungen.

Erhöhung aufgrund von Blutabbaustörungen

Erhöhte Bilirubin-Werte können trotz normaler Leberfunktion bei einem vermehrten Untergang von roten Blutkörperchen auftreten, z. B. wenn Antikörper gegen Erythrozyten vorliegen (Hämolyse).

Erhöhung aufgrund von Gallenabflussstörungen

Eine weitere Ursache für erhöhte Bilirubin-Werte kann ein Stau des Galleabflusses sein, der zu einem Rückstau von Bilirubin in das Serum führt **(Cholestase).**

Ursache für einen solchen Gallestau können Gallensteine sein, die aus der Gallenblase in den Gallengang gelangt sind oder sich dort gebildet haben (Cholezystolithiasis).

Ein akut aufgetretener Aufstau der Gallenflüssigkeit ist meist mit erheblichen Schmerzen verbunden (Gallenkolik). Es kann auch zum Untergang von Leberzellen mit Anstieg der Transaminasen kommen.

Ein Gallestau in Folge von Tumoren im Bauchraum (insbesondere bei Pankreaskarzinom) tritt meist schleichend auf und verursacht zunächst keine Schmerzen („schmerzloser Ikterus").

Zur Bestätigung eines Gallestaus dient die Messung der γ-GT (→ unten).

Gamma-GT

Gamma-GT ist ein Enzym, das sich normalerweise vor allem in den Zellen des Gallengangs befindet. Werden diese Zellen durch den Aufstau von Gallenflüssigkeit geschädigt, gelangt die γ-GT ins Serum und wird erhöht gemessen. Liegt ein erhöhter Bilirubin-Wert bei normaler γ-GT vor, spricht dies für eine Leberfunktionsstörung, die nicht auf einem Gallestau beruht, oder für eine Hämolyse.

Alkalische Phosphatase

Das Enzym **alkalische Phosphatase (aP)** kommt wie die γ-GT in den Zellen der Gallenwege vor. Die aP-Messung wird deshalb, wie die γ-GT, als Cholestase-(= Gallenstau)Parameter eingesetzt. Erhöhte Werte finden sich auch bei Knochenerkrankungen, da die aP auch in den Osteoblasten vorkommt.

Albumin

Albumin ist ein Eiweiß, das ausschließlich in der Leber produziert wird. Im Blut ist Albumin mengenmäßig dominierend und es hat u.a. wichtige Transportfunktionen. Die Albuminkonzentration wird vor allem gemessen, um die Syntheseleistung der Leber zu untersuchen.

Erniedrigte Albuminwerte

Niedrige Albuminwerte werden außer bei Lebererkrankungen auch bei schwerer Mangelernährung oder nach größeren Blutverlusten gefunden. Eine sehr niedrige Konzentration von Albumin kann zur Einlagerung von Wasser in Gewebe führen (Ödeme), da Albumin Wasser gleichsam an sich binden und im Kreislauf halten kann.

Amylase/Lipase

Amylase und Lipase sind Verdauungsenzyme der Speicheldrüsen, die Lipase speziell der Bauchspeicheldrüse. Bei einer Entzündung von Speicheldrüsen treten sie ins Blut über und können anhand ihrer Enzymaktivitäten nachgewiesen werden. Zum Ausschluss einer Bauchspeicheldrüsenentzündung

(Pankreatitis) bei entsprechenden Verdachtssymptomen (→ Kasten) eignet sich die Messung der **Amylase** und besonders der **Lipase** im Serum.

> **Pankreatitis**
> Die akute Entzündung der Bauchspeicheldrüse (Pankreatitis) ist ein schweres, lebensbedrohliches Krankheitsbild, das typischerweise zu heftigsten Bauchschmerzen führt. Auslösend ist meist ein Rückstau von Gallenflüssigkeit in die Bauchspeicheldrüse in Folge von abgehenden Gallensteinen oder akuter, exzessiver Alkoholkonsum.
> Auch akute Bauchspeicheldrüsenentzündungen ohne fassbare Ursache treten auf. Grundsätzlich muss bei unklaren Bauchschmerzen eine akute Pankreatitis rasch und sicher ausgeschlossen werden.
> Für die alkoholbedingte Pankreatitis ist keine spezifische Behandlung möglich. Ist eine Gallenabflussstörung die Ursache, muss diese schnellstmöglich beseitigt werden.

Eine operative Öffnung des Bauchraums (Laparotomie) kann bei ungeklärten, heftigen und anhaltenden Bauchschmerzen (akutes Abdomen) notwendig sein, um Passagehindernisse auszuschließen oder zu behandeln (z. B. entzündete Dickdarmaussackungen, Tumoren, Verwachsungen, Darmeinklemmungen, Darminfarkte) oder einen Infektionsherd wie einen entzündeten Blinddarm zu entfernen. Liegt dagegen eine akute Pankreatitis vor, ist eine solche Laparotomie meist nicht angezeigt. Entsprechend besitzt die Messung von Amylase und Lipase zur Beurteilung eines akuten Abdomens eine große Bedeutung.

Erhöhte Amylase-Werte können auch bei Entzündungen und Irritationen der Mundspeicheldrüsen auftreten. Daher stellt die Lipase den aussagekräftigeren Marker hinsichtlich der akuten Bauchspeicheldrüsenentzündung dar. Chronische, meist alkoholbedingte Bauchspeicheldrüsenentzündungen zeigen meist nur eine geringfügige Erhöhung von Amylase und Lipase.

Entzündungsparameter

CRP

Erhöhte Konzentrationen des C-reaktiven Proteins (**CRP**) im Blut können entzündliche Prozesse unterschiedlichster Art recht zuverlässig anzeigen. CRP ist ein Protein, das von der Leber gebildet wird und im Körper unspezifische Abwehrfunktionen ausübt, u. a. die Bindung von Giftstoffen.
CRP hat sich in den letzten Jahren zu einer der am häufigsten angeforderten Messgröße entwickelt. Mittlerweile sind auch Schnelltests verfügbar, die

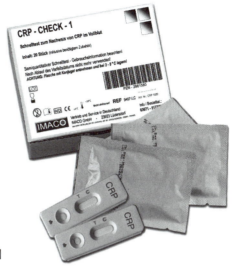

Abb. 2.2: Qualitativer CRP-Schnelltest [V415]

besonders in der Pädiatrie eingesetzt werden. Das CRP kann vielfach als nützlicher Schweregrad-Marker von Erkrankungen genutzt werden. Vor allem bei Zuständen wie unklaren Bauchschmerzen sprechen normale CRP-Werte eher für funktionelle und weniger bedrohliche Erkrankungen, während erhöhte CRP-Werte eher auf ein ernstes Geschehen wie eine Blinddarmentzündung hindeuten.

Ursachen einer Erhöhung

Erhöhte CRP-Werte finden sich dann, wenn entzündliche Prozesse den gesamten Organismus betreffen, während lokal abgegrenzte Prozesse normalerweise keinen CRP-Anstieg bewirken. Bakterielle Infektionen führen zu besonders hohen CRP-Werten, während Virus-Infektionen meist nur einen geringfügigen Anstieg verursachen. Erhöhte CRP-Werte finden sich auch beim Untergang von Geweben (Nekrosen, z.B. bei einer schweren Bauchspeicheldrüsenentzündung), bei fortgeschrittenen Tumoren, nach Operationen, bei der Resorption von großen Blutergüssen, bei rheumatischen Erkrankungen und Autoimmunprozessen.

CRP-Messungen während der Behandlung

Die CRP-Messung ist zum einen wichtig, um entzündliche Prozesse früh und zuverlässig zu erkennen, zum anderen aber auch, um ihren Verlauf zu beobachten. So sprechen absinkende CRP-Werte im Verlauf der Behandlung einer Infektion mit einem Antibiotikum dafür, dass das Medikament für die jeweilige Infektion richtig gewählt wurde und wirksam ist, während weiter ansteigende oder gleich bleibende CRP-Werte indirekt auf eine Resistenz der Erreger gegen das verwendete Antibiotikum hindeuten können. Im postoperativen Verlauf finden sich einige Stunden nach einem Eingriff normalerweise deutlich erhöhte CRP-Werte als Ausdruck der „Akutphasereaktion", ausgelöst durch die erfolgte Gewebsverletzung. Bei unkompliziertem Heilungsverlauf sinkt die CRP-Konzentration über mehrere Tage kontinuierlich ab. Nicht absinkende oder gar wieder ansteigende CRP-Konzentrationen deuten z. B. auf einen Wundinfekt oder eine ähnliche Komplikation hin.

Blutkörperchensenkungs-Geschwindigkeit

Normbereich:
- Frauen: 20 mm nach 1 h
- Männer: 15 mm nach 1 h

Die Blutkörperchensenkungs-Geschwindigkeit (**BKS**) ist eine der ältesten Laboruntersuchungen. Dabei wird beobachtet, wie schnell sich die roten Blutkörperchen in einer ruhenden Vollblutprobe absetzen. Das mit gerinnungshemmenden Substanzen gemischte Vollblut wird dazu in eine transparente Kapillare aufgezogen. Die Senkung der Erythrozyten wird in Millimeter nach einer Stunde und nach zwei Stunden angegeben.
Die CRP-Messung hat mittlerweile die BKS als althergebrachten Entzündungsmarker weitgehend verdrängt.

Beschleunigte Senkung

Eine gegenüber den Normalwerten „beschleunigte" Blutsenkung kann sich im Prinzip bei allen Bedingungen zeigen, bei denen auch ein erhöhtes CRP gefunden wird (→ oben). Allerdings reagiert die BKS sehr viel langsamer auf neu aufgetretene Entzündungsprozesse und normalisiert sich im Heilungsverlauf auch verzögert.

Viele Menschen weisen lebenslang eine beschleunigte BKS auf – ohne dass diese einen Krankheitswert besitzt.

Blutbild

Kleines Blutbild

Unter dem Blutbild wird die Bestimmung der zellulären Bestandteile des Blutes verstanden. In den entsprechenden Messgeräten wird das durch

Werte des kleinen Blutbildes	Normbereiche
Hämoglobin	Frauen: 12–16 g/dl Männer: 14–18 g/dl
Hämatokrit	Frauen: 0,36–0,46 Männer: 0,38–0,52
Erythrozyten	Frauen: 4,2–5,1 Tera/l Männer: 4,5–6,3 Tera/l
Leukozyten	4–11 Giga/l (G/l)
Thrombozyten	150–440 Giga/l (G/l)

Zusätze ungerinnbar gemachte Blut durch eine dünne Kapillare geleitet. Durch elektrische und optische Sensoren werden die einzelnen Zellen den drei Hauptklassen rote Blutkörperchen (Erythrozyten), weiße Blutkörperchen (Leukozyten) und Blutplättchen (Thrombozyten) zugeordnet. Außerdem wird im Rahmen des kleinen Blutbildes die mittlere Größe der roten Blutkörperchen ermittelt und der Gehalt des Blutes an Hämoglobin bestimmt ("Blutfarbstoff", Sauerstoffträger der Blutzellen).
Auch wird der Hämatokrit-Wert bestimmt, der Volumenanteil aller roten Blutkörperchen (Gesamt-Erythrozytenvolumen) am Gesamtblut.

Normalwerte für Leukozyten, Thrombozyten und Hämoglobin schließen primäre Erkrankungen des Knochenmarks wie Leukämien oder verschiedene Vorläufer-Stadien mit großer Wahrscheinlichkeit aus. Bei auffälligen Befunden des kleinen Blutbildes, besonders bei erhöhten oder erniedrigten Leukozytenzahlen, wird meist ein Differential-Blutbild angefertigt.

Hämoglobin

Funktionen
- Transport molekularen Sauerstoffs (O_2)
- Transport von Kohlendioxid (CO_2)
- Puffersubstanz

Eine deutlich erniedrigte Hämoglobin-Konzentration sowie ein deutlicher Abfall der Hämoglobin-Konzentration in einer Verlaufsuntersuchung können lebensbedrohlich sein. Ein entsprechender Befund muss dem verantwortlichen Arzt schnellstmöglich mitgeteilt werden.

Erhöhte Hämoglobinwerte (Polycytämie) werden z. T. bei chronischen Lungenerkrankungen gefunden, bei Flüssigkeitsmangel und bei bestimmten Lungenerkrankungen.

Ursachen für Abfall
Ein erniedrigtes Hämoglobin trotz normaler Bildung von Hämoglobin und Erythrozyten im Knochenmark findet sich bei einem **Blutverlust.**
Bei einem sehr **akuten Blutverlust** (z. B. bei einer Zwölffingerdarm-Blutung) fällt der Hämoglobin-Wert pro Milliliter zeitlich verzögert ab, da sowohl Blutkörperchen wie auch Serumflüssigkeit bei der Blutung verloren gehen. Erst wenn Gewebeflüssigkeit in den Kreislauf einströmt, kommt es zur Blutverdünnung und zum Absinken von Hämoglobin-Konzentration und Erythrozytenzahl pro Volumen. Deshalb ist zur Erkennung einer hochakuten Blutung die klinische Beobachtung des Patienten und die Überwachung der Herzfrequenz besonders wichtig, Hämoglobin-Konzentrationen sind mit großer Vorsicht zu interpretieren.
Ursache für einen Hämoglobinabfall infolge **chronischer Blutverluste** sind besonders Tumoren im Magen-Darm-Trakt. Anämien werden häufig auch als Begleitanämien bei Nieren- und Lebererkrankungen sowie bei fortgeschrittenen Tumoren oder schweren Infektionen beobachtet.

Erythrozytenzahl und Hämatokrit

Erythrozyten = rote Blutkörperchen. Hauptaufgabe: Sauerstofftransport
Hämatokrit: Anteil des Volumens aller roten Blutkörperchen am Gesamtblut.
Diese Werte ermöglichen die Berechnung des mittleren Volumens der Erythrozyten (MCV) und der mittleren Hb-Konzentration der Erythrozyten (MCHC).
Bei einer Anämie sinken Erythrozytenzahl und Hämatokrit (Hk) meist parallel mit der Hämoglobin-Konzentration ab. Entsprechend besitzen diese Werte eine begrenzte diagnostische Bedeutung.

Anämie

Ist die Zahl der roten Blutkörperchen (und damit auch die Konzentration des Hämoglobins) erniedrigt, wird dies **Blutarmut** oder **Anämie** genannt. Es gibt verschiedene Formen der Anämie, vor allem:
- Störungen der Blutbildung durch Mangelzustände (Eisen, Vitamin B_{12}, Folsäure)
- Primäre Knochenerkrankungen, z. B. Leukämie oder aplastische Anämie
- Übermäßiger Zerfall der Erythrozyten, z. B. bei genetischen Dispositionen wie der Thalassämie (→ S. 52) oder Antikörpern gegen Erythrozyten (Hämolyse)
- Blutungen.

Eisenmangelanämie

Die Anämie infolge eines Eisenmangels ist eine der häufigsten Gesundheitsstörungen weltweit; sie tritt besonders häufig unter fleischarmer Ernährung bei Frauen im gebärfähigen Alter auf.

Charakteristisch bei einer Eisenmangelanämie ist die geringe Größe der Erythrozyten, die **Mikrozytose**. Das MCV (= mittlere zelluläre Volumen) ist bei einer Mikrozytose niedrig.

Der Verdacht auf das Vorliegen eines Eisenmangels kann durch die Messung von **Ferritin** verifiziert werden. Ferritin ist das wesentliche Speicherprotein des Körpers für Eisen, beim Eisenmangel werden niedrige Konzentrationen dieses Eiweißes im Blut beobachtet.

Die Bestimmung des Serum-Eisens hingegen ist unzuverlässig, da sie starke Tagesschwankungen aufweist und spielt eine untergeordnete Rolle.

Makrozytäre Anämie

Auch ein Mangel an Vitamin B_{12}, meist infolge einer gestörten Aufnahme im Magen-Darm-Trakt, kann wie der Eisenmangel zu einer Anämie durch eine gestörte Neubildung von Erythrozyten führen. Typisch ist in diesem Fall ein erhöhtes Volumen der Erythrozyten (MCV; makrozytäre Anämie).

In seltenen Fällen kann auch ein schwerer Folsäuremangel (→ S. 68) zu einer makrozytären Anämie führen.

Leukozyten

= Weiße Blutkörperchen

Dienen der Abwehr von Krankheitserregern und körperfremden Strukturen. Sie sind dadurch Teil der spezifischen und unspezifischen Immunabwehr.

Ein wesentlicher Befund, der – wie das CRP und die Blutsenkung – entzündliche Prozesse anzeigen kann, ist eine erhöhte Zahl weißer Blutkörperchen im Blut. Man spricht dann von einer **Leukozytose**. Leukozyten werden bei einer Infektion vom Knochenmark vermehrt ausgeschwemmt zur Abwehr des zugrunde liegenden Prozesses.

Leukopenie

Das kleine Blutbild kann auch eine unzureichende Bildung von weißen Blutkörperchen durch das Knochenmark anzeigen (= Leukopenie). Dies kann unter anderem als Reaktion auf Arzneimittel beobachtet werden sowie bei Virusinfekten und bei primären Knochenmarkerkrankungen. Der Patient ist dabei – abhängig vom Ausprägungsgrad – durch eine Abwehrschwäche von Infektionen bedroht.

Thrombozyten

= Blutplättchen
Dienen der Blutstillung.

Thrombozytopenie
Eine erniedrigte Zahl von Blutplättchen (**Thrombozytopenie**) kann zu einer Störung der Blutstillung mit Blutungskomplikationen führen. Ursachen können unter anderem Autoimmunprozesse, Arzneimittelnebenwirkungen und Knochenmarkerkrankungen (Leukämie, Knochenmarkmetastasen) sein.

Thrombozytose
Eine erhöhte Zahl der Thrombozyten (**Thrombozytose**) findet sich oft in der Heilungsphase nach operativen Eingriffen, kann aber auch bei primären Knochenmarkerkrankungen auftreten und dabei zum Auftreten von Thrombosen führen.

Differentialblutbild

Das **Differentialblutbild** wird zusammen mit dem kleinen Blutbild auch als **großes Blutbild** bezeichnet.
Zur Bestimmung wird ein Blutstropfen auf ein Glasplättchen (Objektträger) aufgebracht und mit einem zweiten Glasplättchen dünn ausgezogen, so dass die Blutzellen jeweils nebeneinander zu liegen kommen. Nach Eintrocknen des Blutes erfolgt eine Färbung der auf dem Objektträger klebenden Zellen mit bestimmten Farbstoffen. Das so gefertigte Präparat wird unter dem Mikroskop untersucht. Dabei werden Größe und Form von ro-

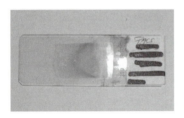

Abb. 2.3: Gefärbtes Präparat [M306].

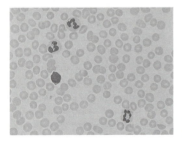

Abb. 2.4: Blutausstrich [M306].

Werte des Differentialblutbildes		Normbereich	
		in Prozent (%)	absolut in G/l
Granulozyten	Neutrophile (segmentkernig)	40–70	2,0–6,3
	Stabkernige	0–4	0,12–0,45
	Eosinophile	2–4	0,08–0,36
	Basophile	0–1	< 0,09
Mononukleäre Leukozyten	Monozyten	4–10	0,08–0,54
	Lymphozyten	25–40	1,0–3,6

ten Blutkörperchen und Blutplättchen beurteilt, sowie die Anfärbbarkeit und eventuelle Einschlüsse von Erythrozyten.

Im Mittelpunkt steht jedoch die Beurteilung der zellkernhaltigen Zellen. Diese lassen sich verschiedenen Gruppen zuordnen, von denen die sog. **neutrophilen Granulozyten, Lymphozyten, Monozyten** und **eosinophilen Granulozyten** die häufigsten sind.

Diagnostik

Der jeweilige Anteil der Zellgruppe am Gesamtbild der kernhaltigen Zellen wird in % angegeben. Normalerweise finden sich ca. 70% neutrophile Granulozyten, etwa 30% Lymphozyten und wenige % Monozyten.

Besonders bei einer Leukopenie ist auch die absolute Zahl von Granulozyten und Lymphozyten relevant. Man unterscheidet so die „relative" Granulopenie von einer „absoluten".

Bei bakteriellen Infektionen überwiegen (bei erhöhter Gesamtzahl der Leukozyten) typischerweise die Granulozyten gegenüber den Lymphozyten. Überwiegen die Lymphozyten, kann es sich um einen Virusinfekt handeln. Eine vermehrte Zahl der eosinophilen Granulozyten ist typisch für ein allergisches Geschehen, also für eine überschießende, gegen den Körper selbst gerichtete Abwehr-(Immun)-Antwort des Körpers.

Reifegrad der Zellen

Auch wird beim mikroskopischen Mustern eines Differentialblutbildes darauf geachtet, ob „unreife" Zellen im Blut vorliegen. Diese kommen normalerweise als Vorläuferzellen (überwiegend oder nur) im Knochenmark vor. Bei manchen Zellgruppen kann ein Vorliegen unreifer Zellen auf einen schweren Infekt hinweisen (z.B. bei stabkernigen Granulozyten), bei anderen Zellen ist der Nachweis ein Hinweis auf Leukämien („Blasten").

Indikation für das Differentialblutbild

Die Indikation für die Anfertigung eines Differential-Blutbildes ist vor allem dann gegeben, wenn im „kleinen" Blutbild (→ oben) eine erhöhte oder eine verminderte Zahl weißer Blutkörperchen festgestellt wurde. Durch das Differential-Blutbild kann eine primäre Erkrankung des Knochenmarks ausgeschlossen werden.

Retikulozyten

Eine weitere wichtige Blutzelluntersuchung ist die Bestimmung der **Retikulozyten**. Dabei handelt es sich um „junge" rote Blutkörperchen, die erst vor kurzer Zeit vom Knochenmark in die Blutbahn übergetreten sind und durch ein typisches Anfärbeverhalten von „erwachsenen" roten Blutkörperchen unterschieden werden können. Der Anteil der Retikulozyten an allen roten Blutkörperchen liegt im Promille-Bereich (normalerweise ca. 5–20‰).

Liegt eine Anämie vor, deutet ein niedriger Retikulozyten-Anteil auf eine Blutbildungsstörung vor, z. B. bei einem Eisenmangel. Erhöhte Retikulozytenwerte können z. B. bei einer chronischen Blutung beobachtet werden, bei der die Nachbildung der roten Blutkörperchen in einem gesunden Knochenmark stark gesteigert werden kann.

Infarktmarker

> **Herzinfarkt**
> Bei einem Herzinfarkt kommt es zum Verschluss einer herzversorgenden Arterie, damit zur unzureichenden Sauerstoffversorgung von Herzmuskelzellen und schließlich – wenn der Verschluss nicht in kurzer Zeit wieder geöffnet werden kann – zum Untergang von Herzmuskelgewebe. In der Frühphase eines Infarktes ist der Patient besonders von Herzrhythmusstörungen bedroht, die häufig tödlich verlaufen, unter intensivmedizinischer Überwachung aber meist beherrscht werden können. Ein zuverlässiges Erkennen des Herzinfarktes bei verdächtigen Beschwerden ist extrem wichtig, um
> - eine entsprechende Intensivüberwachung mit Reanimationsbereitschaft einzuleiten
> - Maßnahmen zu ergreifen, das betroffene Herzkranzgefäß wieder zu eröffnen (Katheter-Angioplasie oder Lyse).
>
> Mehrere Laborbestimmungen sind bei der Diagnostik des Herzinfarkts oder von akuten Durchblutungsstörungen des Herzmuskels neben der klinischen Beobachtung und dem EKG (Aufzeichnung der Herzströme) von wesentlicher Bedeutung.

CK

Normbereich: < 180 U/l
Der älteste und immer noch wichtigste dieser „Infarktmarker" ist die Bestimmung der Creatin-Kinase-Aktivität im Serum (**CK**)**.** Das Enzym Creatin-Kinase kommt in zahlreichen Geweben vor, in besonders bedeutender Menge aber in Muskelgeweben. Beim Untergang von Muskelzellen gelangt dieses Enzym in den Kreislauf. Erhöhte CK-Werte weisen damit auf Muskelschäden aller Art hin. Erhöhte Werte finden sich daher unter anderem auch nach Muskelprellungen, nach intramuskulären Injektionen und bei primären Muskelerkrankungen, d.h. erhöhte Werte sind nicht spezifisch für Herzmuskel-Schäden. Das Enzym CK kommt in den Geweben in verschiedenen Varianten vor.

CK-MB

Normbereich: < 15 U/l
CK-MB ist das CK-„Isoenzym", das vorwiegend aus dem Herzmuskel stammt.
Zur Bestimmung werden dem zu testendem Blut Antikörper zugegeben, die jene Varianten in ihrer Aktivität unterdrücken, die aus der Skelettmuskulatur und nicht aus dem Herzmuskel stammen. Der so bestimmte Wert wird als **CK-MB** bezeichnet. Die Bestimmung der CK-MB ist als Anschlussuntersuchung indiziert, wenn bei der Messung der Gesamt-CK erhöhte Werte gefunden wurden. Bei Herzmuskelschäden liegt der CK-MB-Anteil an der Gesamt-CK typischerweise zwischen 5–20%.

CK-MB-Massenkonzentration

Neuerdings kann die CK auch direkt immunometrisch bestimmt werden, d.h. nicht indirekt über die Enzymwirkung in einem Testsystem. Man spricht von der **CK-MB-Massenkonzentration.**
Zu einem Anstieg von CK-MB kommt es erst einige Stunden nach einem akuten Infarkt.

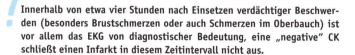

Innerhalb von etwa vier Stunden nach Einsetzen verdächtiger Beschwerden (besonders Brustschmerzen oder auch Schmerzen im Oberbauch) ist vor allem das EKG von diagnostischer Bedeutung, eine „negative" CK schließt einen Infarkt in diesem Zeitintervall nicht aus.

Myoglobin

Normbereiche assayabhängig
Der Parameter **Myoglobin** steigt, verglichen mit der CK, deutlich früher nach Auftreten eines Infarktes an. Allerdings sind erhöhte Myoglobin-

Werte wiederum nicht herzmuskelspezifisch und treten auch bei Verletzungen der Skelett-Muskulatur auf.

Troponin T und Troponin I

Normbereiche assayabhängig

Eine sehr hohe Herzmuskelspezifität weist dagegen die Messung von **Troponin T** oder **I** auf. Diese Struktur-Eiweiße des Herzens zeigen jedoch verglichen mit Myoglobin einen verspäteten Anstieg bei einer schweren Durchblutungsstörung des Herzens. Hieraus wird deutlich, dass je nach klinischem Bild die Messung unterschiedlicher Infarktmarker und auch die wiederholte Messung im Verlauf einiger Stunden bei anhaltenden Beschwerden sinnvoll sein können.

> **Das „akute Koronarsyndrom"**
> Akute Durchblutungsstörungen des Herzens können zum Teil bei (noch) unvollständigen Gefäßverschlüssen auch ohne typische EKG-Veränderungen, aber mit erhöhten Troponin-Werten, auftreten. Solche Fälle werden zusammen mit dem eindeutigen Herzinfarkt oft als „akutes Koronarsyndrom" bezeichnet.

Mittlerweile sind Schnelltests für die Bestimmung von Troponin T verfügbar geworden, die für kleinere Notfallambulanzen und die kardiologische Praxis sinnvoll sein können (→ Abb. 2.9).

Lipide

Fette (**Lipide**) stellen wesentliche Bestandteile von Zellmembranen dar und sind wesentlicher Energieträger des Körpers, vor allem als Speicher. Daher ist der Transport von Fetten zwischen unterschiedlichen Organen im Körper von wesentlicher Bedeutung. Da sich Fette nicht mit wässrigen Flüssigkeiten mischen, erfolgt der Transport von Lipiden im Blut gebunden an große Protein-Komplexe (Lipoproteine). Die Lipide umfassen die **Triglyceride** und **Cholesterin**. Mit einfachen Verfahren ist die Messung der Gesamt-Konzentration von Triglyceriden und Cholesterin möglich.

! Erhöhte Cholesterin-Konzentrationen sind ein Risikofaktor für das Auftreten von Arterienverengung (Atherosklerose, Arteriosklerose), mit der Folge Herzinfarkt, Schlaganfall, Verschluss von Arterien in den Extremitäten oder im Darmtrakt.

Cholesterin

Normbereich Gesamtcholesterin: < 200 (ohne Vorliegen von Risikofaktoren)
Cholesterin wird bestimmt als Gesamtcholesterin, LDL-Cholesterin und HDL-Cholesterin.
Der Anteil von Cholesterin, das an unterschiedliche Klassen von lipidtransportierenden Partikeln gebunden ist, wird als *low-densitiy lipoprotein cholesterin* bzw. *high-density lipoprotein cholesterin* (**LDL-Cholesterin** bzw. **HDL-Cholesterin**) bezeichnet. Hohe LDL-Konzentrationen sind ungünstig, während hohe HDL-Cholesterin-Konzentrationen hinsichtlich von Gefäßerkrankungen vorteilhaft sind. Die differenzierte Bestimmung von LDL- und HDL-Cholesterin ist, solange noch keine Arterienerkrankung bekannt ist, indiziert bei erhöhten Gesamt-Cholesterin-Werten und bei Vorliegen anderer Risikofaktoren für eine Arterienerkrankung, z. B. Rauchen, Bluthochdruck, einschlägige Familiengeschichte, Zuckerkrankheit.

Therapie

Vor allem, wenn eine Arterienkrankheit bereits diagnostiziert worden ist, wird die Dosierung von lipidsenkenden Medikamenten wesentlich an den Konzentrationen von LDL-Cholesterin orientiert (typischer Zielwert < 100 mg/dL).
Ist (noch) keine Arterienerkrankung diagnostiziert, kann anhand der Lipidbestimmung abgewogen werden, wie hoch das Risiko einer Arterienerkrankung ist. Ggf. wird eine lipidsenkende Behandlung dann bereits eingeleitet.

Ein großer Teil der Patienten mit einer Arteriosklerose weist normale Lipid-Befunde auf. Auch entwickelt ein Großteil der Patienten mit auffälligen Lipid-Befunden keine Gefäßkrankheit. Deshalb dürfen normale Lipidwerte nicht zu dem Schluss führen, dass bei einem Patienten keine Arteriosklerose besteht.

Triglyceride

Normbereich: < 200 mg/l (optimal < 150 mg/l)
Triglyceride sind eine weitere dominierende Lipid-Gruppe neben dem Cholesterin. Erhöhte Werte der **Triglyceride** werden vor allem bei der generalisierten Stoffwechselstörung des „metabolischen Syndroms" und bei Menschen mit Diabetes mellitus gefunden.

Metabolisches Syndrom
Das metabolische Syndrom ist in der Regel mit Übergewicht und Bewegungsmangel verbunden. Es begünstigt das Auftreten zahlreicher Folgekrankheiten, z. B. Diabetes, Bluthochdruck, Arteriosklerose und Nierenerkrankungen.

Die Triglycerid-Messung ist deshalb wichtig, um die individuelle Stoffwechselsituation einzuschätzen und so ggf. ein metabolisches Syndrom zu erkennen.

Erhöhte Triglycerid-Werte werden auch nach Alkoholkonsum gefunden. Extrem hohe Konzentrationen können dabei zur lebensbedrohlichen Entzündung der Bauchspeicheldrüse führen.

Gerinnungswerte

Für die primäre **Blutstillung** innerhalb von Minuten nach einer Verletzung ist die Zahl und Funktion der Blutplättchen (Thrombozyten → oben) ausschlaggebend. Die Prozesse der eigentlichen **Blutgerinnung** stabilisieren im Anschluss an die primäre Blutstillung das dabei gebildete Gerinnsel. Das Blutgerinnungssystem stellt ein äußerst komplexes Netzwerk biochemischer Prozesse dar, dessen Funktion mit zahlreichen Tests untersucht werden kann. Für die Akutmedizin sind dabei zwei *Globaltests der Gerinnung* von wesentlicher Bedeutung.

Der Quick-Test

Normbereich: 70–100%

Mit der Untersuchung nach **Quick** (= Bestimmung der Thromboplastin-Zeit) wird die Funktion von den Gerinnungsfaktoren untersucht, die in der Leber in Abhängigkeit von Vitamin K gebildet werden.

Da die Gerinnung von Vitamin K abhängt, werden Stoffe, die die Vitamin K-Wirkung blockieren, als **Antikoagulantien** eingesetzt, um das Auftreten von Gerinnseln im Blutkreislauf zu verhindern.

Messverfahren

Damit die Gerinnung nicht direkt nach der Blutentnahme in Gang gesetzt wird, wird die Gerinnungskaskade im speziellen „Gerinnungs-Probengefäß" durch Citrat unterbunden.

Bei der Messung des Quickwertes wird das Patienten-Plasma im Testsystem durch bestimmte Stoffe zur Gerinnung angeregt. Die Zeit bis zur Gerinnselbildung ist das primäre Messsignal. Da diese Zeitwerte stark vom jeweiligen Testsystem abhängen, werden die Resultate relativ bezogen auf das gemischte Plasma eines Normalkollektivs angegeben (Quick-Wert und **INR**, international normalized ratio).

Für beide Dimensionen der Untersuchung existieren Richtwerte für gesunde Personen und „Zielbereiche" für die unterschiedlichen Indikationen, unter denen Phenprocoumon (→ unten) verabreicht wird. Zur Quick-Be-

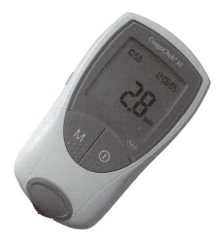

Abb. 2.5: CoaguChek® XS. [U163]

stimmung, z. B. in der Notaufnahme oder von Marcumar®/Falithrom®-Patienten zu Hause, gibt es mittlerweile quantitative Schnelltests (→ Abb. 2.5).

> **Marcumar®/Falithrom®**
> Phenprocoumon ist ein Wirkstoff, der die Blutgerinnung stark herabsetzt. Die Handelsnamen, unter denen Tabletten dieses Wirkstoffes besser bekannt erhältlich sind, sind Marcumar® und Falithrom®. Die Medikamente werden z. B. eingesetzt bei Patienten, die eine Lungenembolie hatten (damit sich kein erneutes Gerinnsel bildet), die eine Herzklappenprothese tragen (auch dort setzen sich leicht Gerinnsel ab) oder die eine Herzrhythmusstörung (Vorhofflimmern) aufweisen, die zur Gerinnselbildung im Herzen führen kann. Da sich die Wirkung von Phenprocoumon von Patient zu Patient stark unterscheidet, muss für jeden Patienten die individuell richtige Dosis gefunden werden. Dazu wird die Untersuchung nach Quick durchgeführt.

Eine unzureichende Marcumar®/Falithrom®-Dosierung kann zur Bildung von Gerinnseln, z. B. mit dem Auftreten einer Lungenembolie, führen. Zu hohe Marcumar-Dosierungen können zu lebensbedrohlichen Blutungen, insbesondere im Gehirn, führen.

Auffällige Quick-Werte können auch durch die mangelnde Aufnahme von Vitamin K im Darm verursacht werden (z. B. unter Antibiotikatherapie) oder durch eine gestörte Bildung von Gerinnungsfaktoren bei schweren Lebererkrankungen. Entsprechend wird die Quick-Bestimmung auch zur Einschätzung und Schweregradbeurteilung von Lebererkrankungen eingesetzt.

aPTT

Normbereich stark methodenabhängig
Eine weitere Globaluntersuchung der Blutgerinnung ist die Bestimmung der aktivierten partiellen Thromboplastinzeit (**aPTT**). Zu dieser Bestimmung werden andere Substanzen zur Auslösung der Gerinnung im Meßsystem verwendet als beim Quick-Test.
Auffällige Werte, das heißt eine verlängerte Zeit bis zum Eintreten der Gerinnung im Testsystem, werden bei seltenen angeborenen Gerinnungsstörungen gefunden (Hämophilie A und B, also der „Bluterkrankheit", von-Willebrand-Syndrom).

Heparin

Hauptsächlich erfolgt die Bestimmung der PTT in der stationären Medizin jedoch, um die Dosierung von Heparin zu steuern. Heparin ist ein gerinnungshemmender Stoff, der intravenös oder subkutan zur Akutbehandlung von Lungenembolien und Venenthrombosen verabreicht wird. PTT-Werte oberhalb des Zielbereichs deuten auf ein hohes Blutungsrisiko hin, also einer Überdosierung mit Heparin, während PTT-Werte unterhalb des Zielbereichs (d.h. im oder nahe dem Normalbereich unbehandelter Personen) auf eine mangelnden Wirkung des Heparins hinweisen.
Zur Vorbeugung von Thrombosen werden bei bettlägerigen Patienten häufig Heparin-Abkömmlinge subkutan injiziert. Bei dieser niedrig dosierten Gabe sind Laboruntersuchungen zur Überwachung nicht erforderlich.

Für die Abklärung auffälliger Quick- bzw. PTT-Werte stehen klinisch-chemische Spezialuntersuchungen als Anschlusstest zur Verfügung (→ S. 52).

D-Dimere

Ein weiterer, in der Akutmedizin wesentlicher Gerinnungsparameter ist die Messung der **D-Dimere**. Diese entstehen als Abbauprodukt des Fibrins und werden in erhöhter Konzentration im Plasma nachweisbar, wenn es zu einer Thrombose gekommen ist. Normale D-Dimer-Werte können mit einer relativ großen Sicherheit das Vorliegen einer Lungenembolie oder größerer Thrombosen vor allem der tiefen Beinvenen ausschließen.
Inzwischen gibt es auch Schnelltests zur D-Dimer-Bestimmung.

Erhöhte D-Dimer-Werte sind mit Vorsicht zu interpretieren, da sie teilweise auch ohne Thrombosen vorliegen können. Deshalb werden zur Diagnosebestätigung „Thrombose" noch bildgebende Verfahren durchgeführt, z. B. Venendarstellungen mit Kontrastmittel, CT.

Blutgasanalyse (BGA)

Im Bereich der Intensivmedizin spielt die **Blutgasanalyse** eine zentrale Rolle. Sie ist grundlegend für die Beurteilung der Sauerstoff-Versorgung des Gewebes und der Funktion der Lunge.

Untersuchungsmaterial

Die Blutgasanalyse wird meist mit **arteriellem,** unzentrifugiertem (Voll-) **Blut** durchgeführt. Die arterielle Blutentnahme ist heikel und bleibt dem Arzt vorbehalten. Häufig werden Intensivpatienten Kathetersysteme in eine Arterie platziert, die neben der kontinuierlichen Blutdruckmessung auch der arteriellen Blutentnahme dienen können.

Alternativ zum arteriellen Blut kann die Blutgasanalyse teilweise auch aus **kapillärem Blut** erfolgen, das aus der Fingerbeere, dem Ohrläppchen, der Ferse bei Frühgeborenen oder – während der Geburt – aus der Haut des kindlichen Kopfes gewonnen werden kann.

Die Resultate der Blutgasanalyse müssen im Allgemeinen sehr rasch vorliegen. Da sich die Werte in der Probe nach Entnahme rasch ändern können, wird die Blutgasanalyse meist direkt im OP-Trakt, in der Notfallambulanz oder auf der Intensivstation mit speziellen Blutgas-Analysatoren durchgeführt (→ Abb. 2.6).

pO_2

Normbereich: 65–100 mmHg

Ist die Lunge nicht in der Lage, das venöse Blut vollständig wieder mit Sauerstoff aufzuladen, zeigt sich dies in einem erniedrigten Sauerstoff-Partialdruck (**pO_2**) und einer Sauerstoff-Sättigung (**sO_2**) von deutlich unter 100%. Die Sauerstoffsättigung kann auch ohne Blutentnahme laufend durch Sensoren bestimmt werden, die am Finger oder am Ohrläppchen befestigt werden (Pulsoxymetrie).

pCO_2

Normbereich: 35–45 mmHg

Bei schwereren Störungen des Gasaustausches in der Lunge kommt es neben dem Absinken des Sauerstoffpartialdruckes auch zum Anstieg des Partialdrucks von Kohlendioxid (**pCO_2**).

pH-Wert

Normbereich: 7,35–7,45

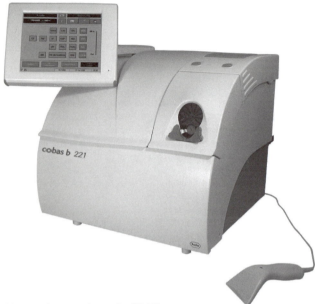

Abb. 2.6: Blutgasanalysegerät. [U163]

Der pH-Wert im Blut zeigt an, ob eine Übersäuerung des Blutes (Azidose) vorliegt (= pH-Wert ↓) oder eine Alkalose (= pH-Wert ↑). Eine Azidose/Alkalose kann respiratorische und metabolische Ursachen haben.

> **Zeigt die Blutgasanalyse eine unzureichende Lungenfunktion an, wird zunächst die Atemluft über eine Maske mit O_2 angereichert. Werden darunter keine akzeptablen Blutgaswerte erreicht, kann eine künstliche Beatmung notwendig werden, bei der ein Beatmungsschlauch (Tubus) in die Luftröhre eingeführt wird, über den der Patient mittels eines Respirators künstlich beatmet wird. Für die Steuerung des Beatmungsgerätes (Sauerstoffanteil, Druck und Volumen der zugeführten Luft) sind die aktuellen Resultate der Blutgasanalyse entscheidend wichtig. Sie werden oft im Abstand von wenigen Stunden zur Überwachung bestimmt.**

Blutgasanalysen bei Operationen

Kurzfristig wird eine künstliche Beatmung während fast jeder Narkose durchgeführt. Auch dabei kann während der Operation die wiederholte

Messung der Blutgas-Werte notwendig sein. Die Blutgasanalyse hat gerade nach einer größeren Operation einen wesentlichen Stellenwert bei der individuellen Entscheidung darüber, ob ein Patient auf einer Intensivstation überwacht werden muss.

Weitere Parameter

Harnsäure

Normbereich:
- Frauen: 149–339 µmol/l (2,5–5,7 mg/dl)
- Männer: 208–416 µmol/l (3,5–7,0 mg/dl)

Die **Harnsäure** fällt im Körper beim Abbau von DNA an. Dazu kommt es einerseits bei der Verdauung und Verstoffwechslung von Nahrung, vor allem tierischer Herkunft, zum anderen aber auch bei einem hohen Umsatz von Körperzellen.
Erhöhte Harnsäure-Werte sind häufig Folge von Stoffwechseldefekten und sehr fleischreicher Ernährungsgewohnheiten.

> **Hyperurikämie und Gicht**
> Bei andauernd erhöhten Harnsäurewerten (Hyperurikämie) kann es zum Ausfallen von Harnsäure in Kristallform in der Gelenkflüssigkeit kommen. Die dadurch hervorgerufene Gelenkentzündung ist akut typischerweise äußerst schmerzhaft, man spricht von einem Gichtanfall. Dauerhaft erhöhte Harnsäurewerte können auch zu chronischen Gelenkbeschwerden führen.

Die Bestimmung der Harnsäure im Serum ist deshalb bei Gelenkbeschwerden indiziert. Sind noch keine Symptome aufgetreten, die Harnsäure-Werte aber erhöht, gibt es gute vorbeugende Behandlungsmöglichkeiten, vor allem die Gabe von Allopurinol. Deshalb ist die Harnsäure-Messung häufig Bestandteil von labormedizinischen Vorsorge-„Checks".

Nierenbeteiligung

Auch die Niere kann durch eine Hyperurikämie geschädigt werden. Akut stark erhöhte Harnsäure-Konzentrationen können bei einem hohen Zellumsatz, vor allem unter Chemotherapie mit Tumorzerfall, auftreten und zu einem akuten Nierenversagen führen. Deshalb wird unter Chemotherapien oft die Harnsäure kontrolliert.

Laktat

Laktat entsteht immer dann, wenn den Geweben nicht ausreichend Sauerstoff für die vollständige Verstoffwechslung des Energie-Lieferanten Glucose zur Verfügung steht. Entsprechend ergänzt die Laktat-Messung die Blutgas-Analytik (→ oben), Laktat kann vielfach auch mit Blutgas-Analysatoren gemessen werden. Erhöhte Laktat-Werte werden nicht nur bei einem gestörten Gasaustausch in der Lunge gefunden, sondern besonders auch bei schweren Infektionen (Sepsis) und Vergiftungen, die zu einer Störung der Durchblutung in den kleinsten Gefäßen der Organe führen. Dabei zeigen die Laktat-Spiegel die Schwere der Erkrankung mit an.

LDH

Normbereich: < 250 U/l
Die Lactat-Dehydrogenase (**LDH**) ist ein Enzym, das in sehr vielen Geweben vorkommt. Bei Zelluntergängen in diesen Geweben kommt es zur Freisetzung des Enzyms in die Zirkulation. Entsprechend ist die LDH-Aktivität ein sehr unspezifischer Marker eines vermehrten Untergangs von Zellen. Erhöhte Werte finden sich z. B. bei Leukämien und verschiedenen soliden Tumoren sowie unter Chemotherapie.

TSH

Normalbereich: 0,4 – 4,0 µU/ml
Die Messung von **TSH** (thyroideastimulierendes Hormon) kann zuverlässig Auskunft über die Schilddrüsenfunktion geben.
TSH wird von der Hirnanhangdrüse hergestellt und steuert die Funktion der Schilddrüse, die ihrerseits Thyroxin (T4) und Trijodthyronin (T3) produziert. Erhöhte TSH-Werte liegen bei einer **Schilddrüsenunterfunktion** (Hypothyreose) vor, erniedrigte, nicht mehr messbare TSH-Werte deuten auf eine **Schilddrüsenüberfunktion** (Hyperthyreose).

Schilddrüsenüber- und -unterfunktion
Die Symptome von Schilddrüsenüberfunktion (Hyperthyreose) und von Schilddrüsenunterfunktion (Hypothyreose) sind außerordentlich vielgestaltig, z. B.: Gewichtsverlust, Herzrhythmusstörungen, psychiatrische Symptome bei der Überfunktion, Leistungsmangel bei Unter- und Überfunktion.
Sowohl Hypo- als auch Hyperthyreose sind sehr häufige Erkrankungen und ihre Behandlung ist meist einfach. Daher ist die Bestimmung von TSH mittlerweile fester Bestandteil vieler labormedizinischer Basis-Profile. Bei sehr niedrigen TSH-Werten ist als Anschlussuntersuchung die Messung der peripheren Schilddrüsenwerte *freies Thyroxin (fT4)* und *freies Trijodthyronin (fT3)* angezeigt, da niedrige TSH-Werte auch unspezifisch sein können und nicht

mit einer Schilddrüsenüberfunktion verbunden sein *müssen*. Hohe Werte von fT3 und fT4 bestätigen eine Schilddrüsenüberfunktion und erlauben eine Verlaufskontrolle der Behandlung.

Vitamin B_{12}

Vitamin B_{12}-Mangel ist ein recht häufiger Befund. Die Aufnahme des Vitamin B_{12}-Komplexes aus der Nahrung setzt eine ungestörte Magen-Darm-Funktion voraus, die besonders bei älteren Menschen vielfach nicht mehr gegeben ist. Vitamin B_{12}-Mangelzustände können zur Anämie, besonders aber auch zu schweren Schäden des Nervensystems führen sowie zur Störung der Schleimhaut-Regeneration im Darm-Trakt. In der Gastroenterologie und der Neurologie gehört dieser Parameter daher zu den Basisuntersuchungen.

2.2 Urin- und Stuhluntersuchungen

Urinuntersuchungen mit Streifen-Schnelltests

Die am häufigsten verwendete Methode zur Untersuchung von Urin sind Streifen-Schnelltests (**Urin-Stix**). Diese werden vorwiegend direkt vor Ort, also in der Praxis oder auf der Station, durchgeführt und ausgewertet. Streifentests erlauben halb-quantitative Aussagen. Sie sind diagnostisch – vor allem in Anbetracht des geringen Aufwands – in vielen Situationen sehr hilfreich und gehören zu den am häufigsten durchgeführten Laboruntersuchungen.

Auf den Teststreifen von ca. 10 cm Länge, die fertig zur Verwendung geliefert werden, befinden sich je nach Typ bis zu 7 Felder. Diese sind bestimmten Tests zugeordnet.

Zur Durchführung des Testes wird der Urin des Patienten in einem Becher aufgefangen. Der Teststreifen wird kurz in den Urin eingetaucht und von der Rückseite leicht trocken gewischt. Innerhalb von einer Minute entwickeln sich auf den Testfeldern Farbreaktionen (-umschläge). Auf der Packung der Teststreifen befinden sich Ablese-Skalen für jedes einzelne Testfeld, die eine halb-quantitative bzw. qualitative Bewertung erlauben, z. B. in der Einteilung „negativ", „einfach positiv (+)", „zweifach positiv (++)", bzw. „dreifach positiv (+++)". Die folgenden Parameter sind auf den meisten Teststreifen vorhanden.

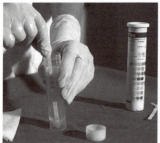
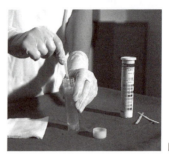
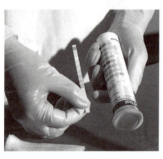

Abb. 2.7: Urinteststreifen. [K183]

Blut, Erythrozyten

Physiologisch sind kein Blut und somit auch keine Erythrozyten im Urin enthalten. Während der Regelblutung ist der Nachweis von Erythrozyten im Urin bedeutungslos. Pathologisch werden Erythrozyten im Urin beobachtet bei Harnwegs-Infektionen (Blasenentzündung), Harnsteinen, Blasentumoren und Nierenerkrankungen.

Einzelne Blutkörperchen fallen auf dem entsprechenden Testfeld als winzige Pünktchen auf. Entsprechend der Anzahl der Blutkörperchen wird der Befund mit Hilfe der Testskala abgeschätzt in einfach positiv (+) bis dreifach positiv (+++). Zerfallene Blutkörperchen, z. B. nach längerem Verweilen des Urins in der Blase, färben das Testfeld homogen an.

Leukozyten

Physiologisch sind keine Leukozyten im Urin enthalten. Der Nachweis von Leukozyten im Urin deutet auf das Vorliegen eines Harnwegsinfekts hin. Eine mikrobiologische Untersuchung (Urin-Kultur) kann dann sinnvoll sein.

Nitrit

Normalerweise ist kein Nitrit im Urin enthalten.
Ein Großteil der Bakterien, die Harnwegsinfektionen hervorrufen können, bildet Nitrit als Stoffwechselendprodukt. Damit gibt ein Nitrit-Nachweis im Urin ebenfalls einen Hinweis auf einen Harnwegsinfekt.

pH-Wert

Der pH-Wert ist das chemische Maß für die „Stärke" einer sauren bzw. basischen (= alkalischen) Flüssigkeit. Eine neutrale Lösung hat einen (einheitslosen) pH-Wert von 7.
Werte darunter bedeuten, dass eine **saure** Flüssigkeit vorliegt, Werte über 7 bedeuten, dass eine **alkalische** Flüssigkeit (Base) vorliegt. Urin hat normalerweise einen pH-Wert von etwa 5, ist also leicht sauer.
Bei einem Harnwegsinfekt wird oft ein neutraler oder basischer pH-Wert gefunden (> 7). Ein solcher Befund kann jedoch auch bei einseitig pflanzlicher Ernährung gefunden werden und hat nicht unbedingt Krankheitswert.

Eiweiß

Normalerweise gewinnt die Niere durch eine komplizierte Rückresorption alle Eiweiße, die für den Körper ja besonders kostbar sind, aus dem *Primärurin* zurück. So ist der Urin normalerweise eiweißfrei.
Fast alle Nierenerkrankungen führen ab einem gewissen Schweregrad dazu, dass der Körper über die Niere Eiweiß verliert und dieser im Urin nachweisbar wird.

> **Nierenerkrankungen**
> Die häufigsten Ursachen für Nierenerkrankungen ist ein Bluthochdruck (Hypertonie) und die Zuckerkrankheit (Diabetes mellitus vom Typ 2, selten vom Typ 1). Seltener sind Autoimmunerkrankungen, chronische Infektionen oder Harnabflusshindernisse, degenerative Nierenerkrankungen (z.B. Zystenniere) und bestimmte Stoffwechselerkrankungen (z.B. Gicht, Hyperparathyreoidismus). Besonders zur Erkennung bzw. Verlaufskontrolle der genannten Erkrankungen hat der Urin-Eiweiß-Nachweis eine sehr wichtige Bedeutung.

Auch bei akuten Harnwegsinfekten kann Eiweiß nachweisbar sein, ebenso in den Stunden nach intensiver körperlicher Betätigung.
Vor allem für die Therapieüberwachung von Diabetikern gibt es besonders eiweißempfindliche Spezial-Teststreifen (Mikral).
Der zuverlässigste Test zum Nachweis einer Proteinurie ist die chemische Proteinmessung im 24-Stunden-Sammelurin oder auch im Spontanurin.

Hierbei werden auch Eiweiße erfasst, die dem „Stix" entgehen können, z.B. bei Erkrankungen des lymphatischen Systems („Bence-Jones-Protein")

Glucose

Normalerweise ist der Urin glucosefrei. Glucose wird im Urin nachweisbar, wenn zuckerkranke Patienten schlecht „eingestellt" sind und die sog. „Nierenschwelle" für Glucose, d.h. die Rückhaltekapazität der Niere für Glucose überschritten wird. Im Allgemeinen wird die Therapie-Einstellung von Diabetikern an kapillären Blutzuckerwerten orientiert. Auf jeden Fall sollte aber ein „glucosenegativer" Urin angestrebt werden.

Keton-Körper

Die chemische Klasse der *Keton-Körper* entsteht bei der Verstoffwechslung von Körperfett. Keton-Körper im Urin werden entsprechend in Hungerphasen nachweisbar, z.B. bei unzureichender Nahrungsaufnahme infolge von Darminfektionen. Der Keton-Körper-Nachweis ist auch typisch für den absoluten Insulin-Mangel bei Typ-1-Diabetikern, bei dem der Körper Glucose nicht mehr verwenden kann. Durch den Mangel an Insulin können die Gewebe nicht, wie normalerweise, Glucose als Nährstoff verwenden, sondern müssen auf Fett zurückgreifen, was zum Auftreten von Keton-Körpern führt.

Weitere Urinuntersuchungen

Urin-Sediment

Zur mikroskopischen Untersuchung von Urin wird dieser zentrifugiert und das Sediment meist ungefärbt mikroskopiert. Diese Untersuchung wird daher als **„Urin-Sediment"** bezeichnet. Neben den zellulären Bestandteilen Erythrozyten und Leukozyten, die auch relativ zuverlässig mit dem Urin-Streifentest nachgewiesen werden können, fallen im Sediment ggf. auch sog. „Zylinder" auf. Das sind nicht-zelluläre Strukturen, die vor allem bei gravierenderen, besonders akuten Nierenerkrankungen als „Ausgüsse" der kleinsten Harngefäße auftreten. Kristalle und Bakterien können einen irrelevanten Nebenbefund des Urinsedimentes darstellen, deuten aber eventuell auch auf die Neigung zu einem Harnsteinleiden oder auf eine Harnwegsinfektion hin.

Drogennachweis

In der Akutmedizin können Urin-Schnelltests zum Nachweis und Ausschluss von **Drogen** hilfreich sein. Sie sind vor allem bei ungeklärten Bewusstseinsstörungen hilfreich, die auf Drogeneinnahme, aber auch auf einer Hirnblutung oder einer Hirnhautentzündung beruhen können.
Hier ist auch der chemische Nachweis von Alkohol im Blut eine ggf. sinnvolle Notfalluntersuchung.

Schwangerschaftsnachweis

Der Nachweis einer Schwangerschaft kann mit speziellen Urin-Streifentests relativ zuverlässig ca. 20 Tage nach Empfängnis erfolgen. Dabei wird das Schwangerschaftshormon **HCG** (**h**umanes **C**horion**g**onadotropin) nachgewiesen. In der Akutmedizin ist diese Untersuchung wichtig z. B. vor Röntgenuntersuchungen, die bei Schwangeren nur in äußersten Notfällen erfolgen sollten oder bei unklaren Bauchschmerzen einer Patientin, die durch eine Bauchhöhlenschwangerschaft verursacht werden können.
Statt des Urintests kann eine Schwangerschaft auch durch die HCG-Messung im Serum nachgewiesen werden. Ein Vorteil dieser Untersuchung ist die um einige Tage frühere Nachweisbarkeit einer Schwangerschaft verglichen zum Urin-Test.

Stuhluntersuchung

Der Nachweis von **Blut im Stuhl** ist diagnostisch wertvoll, da er Blutungen im Magen-Darm-Trakt anzeigen kann. Hierzu werden Trägertests verwendet. Auf die Testkärtchen wird vom Patienten eine kleine Menge Stuhl aufgetragen, die Karte wird als Briefchen verschlossen und im Labor ausgewertet. Hierzu wird eine Entwicklerlösung auf die Karte aufgetragen. Diese führt beim Vorhandensein von Blut zu einer Farbreaktion. Es sind chemische und immunologische Tests zum Nachweis von Blut im Stuhl verfügbar. Diese Auswertung von Stuhltests (Handelname z. B. Haemoccult® → Abb. 2.8) wird meist in der Praxis selbst durchgeführt.

> **Teerstuhl**
> Blut tritt im Stuhl zum einen auf bei Blutungen von Magen und Zwölffingerdarm („obere gastrointestinale Blutung"). In diesem Bereich treten zum Teil massive Blutungen auf, die in kurzer Zeit zum Verbluten führen können. Bei oberen Darmblutungen kommt das Blut mit Magensäure in Kontakt, was zu einer Schwarzfärbung führt, die als Teerstuhl bezeichnet wird. Teerstuhl ist ein gravierender Befund, ein Patient muss ggf. sofort intensivmedizinisch betreut

> werden, um einen möglicherweise tödlichen Ausgang der Blutung durch endoskopische Behandlung und evt. Bluttransfusion verhindern zu können. Häufig kann bei dunklerem Stuhl visuell nicht sicher entschieden werden, ob tatsächlich Teerstuhl vorliegt. Hier kann der Hämoccult®-Test u.a. eine nützliche Hilfe sein.

Häufig wird der Hämoccult®-Test durchgeführt, um Dickdarmtumore zu diagnostizieren, die z.T. eine chronische Blutungsquelle sind.

Die Resultate des Stuhltests sind aber mit Vorsicht zu bewerten: Zu nachweisbarem Blut im Stuhl führt nur ein relativ geringer Anteil der Darmkrebse, die chirurgisch heilbar sind. Der Stuhltest auf Blut kann damit die Darmspiegelung zur Tumorvorsorge keineswegs ersetzen.

Der Blutnachweis kann auch Folge von Hämorrhoiden oder von kleineren Verletzungen im Analbereich sein, auf Zahnfleischbluten beruhen oder auf den Verzehr von rohem Fleisch oder ähnlichen Wurstwaren, z.B. Blutwurst, zurückzuführen sein.

Können solche Ursachen für einen Blutnachweis im Stuhl nicht ausgeschlossen werden, stellt der Blutnachweis eine Indikation zur endoskopischen Suche nach einer Blutungsquelle dar. Untersuchung der ersten Wahl ist eine Darmspiegelung. Ist diese unergiebig, gefolgt von Magen- und Zwölffingerdarm-Spiegelung.

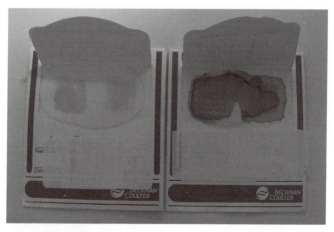

Abb. 2.8: Hämoccult-Test. [M306]

2.3 Klinisch-chemische Spezialuntersuchungen

Neben den in Kapitel 2.1 und 2.2 dargestellten Basisparametern verfügt die Labormedizin über ein weitaus größeres Spektrum an Spezialuntersuchungen. Die Indikation zur Durchführung solcher Untersuchungen ergibt sich meist aus auffälligen Befunden der Basisparameter. Bei bestimmten klinischen Verdachtsdiagnosen ergibt sich aber auch direkt die Notwendigkeit, Spezialuntersuchungen durchzuführen.

Die im Folgenden aufgeführten Parameter stellen nur die wichtigsten Spezialuntersuchungen dar. Tatsächlich ist die Zahl der in einem modernen fachärztlichen Labor durchgeführten Untersuchungen sehr viel größer. Die kurze Darstellung der Parameter umfasst jeweils nur die Hauptaspekte der jeweiligen Untersuchungen.

Details finden Sie in umfassenden Werken der Labormedizin.

Allergie-Diagnostik

Das Spektrum allergischer Erkrankungen reicht vom Kontaktekzem über Heuschnupfen bis zum schweren allergischen Asthma. Erhöhte Konzentrationen der Immunglobulin-Klasse E (**IgE**) weisen auf das Vorliegen einer allergischen Reaktion hin. Gleiches kann für eine Eosinophilie im Differentialblutbild (→ S. 27) gelten.

Bei der Suche nach dem auslösenden Allergen steht die **klinische Provokations-Testung** im Vordergrund, die vor allem auf dem Aufbringen von möglichen Allergenen auf die Haut beruht. Es ist jedoch auch möglich, allergen-spezifische Antikörper im Serum nachzuweisen. Dies kann z. B. zur Verlaufsbeobachtung einer Hyposensibilisierungs-Behandlung sinnvoll sein.

Autoimmun-Diagnostik

Bei Autoimmunerkrankungen kommt es zu einer Immunreaktion gegen das Gewebe des Körpers selbst, nicht, wie im Normalfall, gegen körperfremde Strukturen. Die dabei auftretenden Auto-Antikörper können zu Schädigungen von verschiedenen Geweben und Organen führen.

Spektrum der Autoimmun-Erkrankungen

Das Spektrum dieser Autoimmun-Erkrankungen ist außerordentlich breit. Als Beispiele können die häufigen immunogenen Formen der Schilddrüsenüber- und -unterfunktion, die rheumatoide Arthritis, verschiedene Entzündungen der kleinen Arterien (Arteriitis), die zu Augenschäden (Arteriitis temporalis) oder zum raschen Versagen von Nieren und Lungen führen können (z.B. M. Wegener, Lupus erythemathodes), die primär biliäre Leberzirrhose oder autoimmunhämolytische Anämien genannt werden.

Die den einzelnen Erkrankungen zugrunde liegenden Auto-Antikörper können in vielen Fällen labordiagnostisch nachgewiesen werden. Diese Analytik ist aber komplex und wird meist nur von Speziallabors durchgeführt.

Interpretation der Befunde

Die Interpretation der Befunde ist meist schwierig. Die Laborbefunde sind immer nur – zusammen mit körperlichen Untersuchungsbefunden und dem Krankheitsverlauf – ein Baustein der Diagnose einer Autoimmunkrankheit.

Es ist möglich, dass beim Ausbruch einer Autoimmunerkrankung der typische Antikörper-Marker noch nicht vorliegt oder dass das Auftreten von Autoantikörpern dem Krankheitsausbruch vorangeht oder dass Autoantikörper nachweisbar sind, ohne dass es jemals zu einer Erkrankung kommt. Beispiele für diagnostisch wichtige Autoantikörper sind:

- **Antinukleäre Antikörper (ANA),** z.B. beim Lupus erythematodes, einer schwer verlaufenden Multisystemerkrankung, typischerweise mit Nierenversagen
- **Antizytoplasmatische Antikörper (ANCA),** typisch für den M. Wegner, eine ebenfalls lebensbedrohliche Erkrankung, die rasch zum Lungen- und Nierenversagen führen kann
- **Rheumafaktoren**
- **Antikörper gegen cyclisches citrulliniertes Peptid** (Anti-cCP), die bei der Rheumatoiden Arthritis gefunden werden.

Diabetes Mellitus-Untersuchungen, spezielle

Die häufigste hormonelle Erkrankung ist die **Zuckerkrankheit,** insbesondere der **Diabetes mellitus Typ 2.** Bei der Zuckerkrankheit besteht ein Mangel an dem Hormon Insulin, das von den Inselzellen der Bauchspeicheldrüse hergestellt wird. Insulin steuert die Aufnahme von Glucose, dem wichtigsten Energietransportstoff im Blut, in die unterschiedlichen Gewebe, insbesondere in die Muskulatur. Bei einem Insulin-Mangel kommt es daher zu hohen Glucose-Spiegeln im Blut bei gleichzeitigem Energie-Mangel in den Geweben.

Ursachen Diabetes mellitus

Beim **Diabetes mellitus Typ 1** werden im Kindes- oder Jugendalter die Inselzellen durch einen Autoimmunprozess zerstört. Dies führt zu einem fast vollständigen Insulin-Mangel.

Beim **Diabetes mellitus Typ 2** ist die Situation eine ganz andere: Vor allem durch mangelnde Beanspruchung der Muskulatur und durch Übergewicht kommt es früh zu einer Abnahme der Insulin-Empfindlichkeit der Gewebe (Insulin-Resistenz). Um die Glucosespiegel unter Kontrolle zu halten, produzieren die Inselzellen der Bauchspeicheldrüse über viele Jahre sehr große Mengen von Insulin („Hyperinsulinämie"). Kann die Bauchspeicheldrüse diese hohe Syntheserate nicht mehr aufrechterhalten (also, wenn das Organ „ausbrennt"), bestehen zwar weiterhin meist hohe Insulin-Spiegel im Blut, die jedoch die Serum-Glucose nicht mehr im Normalbereich halten können, es liegt ein Diabetes mellitus Typ 2 vor. In Deutschland leiden etwa 5% der Bevölkerung an einem Diabetes mellitus Typ 2 bei deutlich steigender Tendenz.

Folgeerkrankungen

Folgeerkrankungen von einem Diabetes mellitus sind z.B.
- Nierenfunktionsstörungen bis zur Dialysepflichtigkeit
- Gefäßverengungen mit Herzinfarkt und Schlaganfall
- Durchblutungsstörungen und Wundheilungsstörungen, u.a. der unteren Extremitäten
- Augenschäden
- Nervenschäden.

Der Diabetes mellitus ist damit eine chronische Erkrankung von enormer volkswirtschaftlicher Relevanz.

Glucose-Toleranztest

Die Messung des zentralen Hormons Insulin im Blut ist heute gut möglich, spielt aber in der Labordiagnostik der Zuckerkrankheit eine untergeordnete Rolle. Vielmehr steht die Blutzuckermessung im Mittelpunkt. Einen relativ groben Anhalt über eine beginnende Glucose-Stoffwechselstörung gibt die Messung der Nüchtern-Glucose. Deutlich erhöhte Werte definieren einen Diabetes mellitus, normale Werte schließen jedoch eine beginnende, leichtere Störung im Glucose-Stoffwechsel nicht aus.

Aussagekräftiger und empfindlicher ist die Durchführung des oralen **Glucose-Toleteranztests.** Hierbei nimmt der Patient 70 Gramm Glucose, in ca. 200 ml Tee gelöst, rasch zu sich. Nach zwei Stunden erfolgt die Bestimmung von Glucose, meist aus dem Kapillarblut mit einem tragbaren Testgerät (→ S. 15). Finden sich nach der Glucose-Belastung erhöhte Glucose-Konzentrationen (> 180 mg/dl), spricht man von einer gestörten Glucose-Toleranz als Vor-Form der Zuckerkrankheit.

HbA1c

Blut-Glucose-Spiegel zeigen im Tagesverlauf erhebliche Schwankungen. Messungen sind (auch nach gezielter Stimulation) immer nur „Momentaufnahmen". Der Parameter **HbA1c** dagegen kann die mittleren Blutzuckerspiegel über einen zurückliegenden Zeitraum von mehreren Wochen aufzeigen. Es handelt sich dabei um roten Blutfarbstoff (Hämoglobin), an den sich chemisch Glucose gebunden hat. Bestimmt wird der Anteil dieses Glucose-tragenden Hämoglobins in Prozent am Gesamt-Hämoglobin. Längerfristig erhöhte Konzentrationen der Glucose im Blut führen zu einem über etwa 6% erhöhten HbA1c-Anteil. Je niedriger der prozentuale Wert ist, desto besser ist die Diabeteseinstellung.

Drainageuntersuchungen

Flüssigkeiten, die aus – meist im Rahmen von Operationen im Bauchraum eingelegten – Drainagen abfließen, werden am häufigsten mikrobiologisch auf das Wachstum oder den mikroskopischen Nachweis pathogener Keime untersucht. Häufig liegt dabei jedoch eine Kontamination mit Hautkeimen vor. Daneben sind in manchen Fällen auch chemische Untersuchungen sinnvoll, z. B. die Bestimmung von Kreatinin (um gegebenenfalls eine Urinfistel zu erkennen) oder der Amylase-Aktivität, um gegebenenfalls eine Pankreasgang-Fistel nachzuweisen.

Drug monitoring (Arzneimittelspiegel-Messungen)

Die meisten Arzneimittel können dem Patienten in Standard-Dosierungen verabreicht werden. Die Aufnahme, die Verteilung und die Verstoffwechselung bzw. Entfernung der Arzneistoffe aus dem Körper und damit die Wirkung weist bei den meisten Arzneimitteln nur relativ geringe Unterschiede von Patient zu Patient auf. Unter- bzw. Überdosierungen treten bei sachgerechter Einnahme nur sehr selten auf.

Indikation

Bei einigen Arzneimitteln dagegen besteht eine begrenzte *„therapeutische Breite"*, d.h. bei einheitlichen Standarddosierungen könnten im individuellen Fall Unter- bzw. Überdosierungszustände auftreten. In diesen Fällen kann eine Messung der Konzentration der betreffenden Arzneimittel im Blut sinnvoll sein (Arzneimittelspiegelmessungen, **Therapeutic Drug-Monitoring**). Diese hat das Ziel, die Arzneimittel-Dosierung individuell anzupassen.

Betroffen sind z. B.

- Verschiedene Präparate zur Behandlung von Krampfleiden (Epilepsie, Antiepileptika), z. B. Phenytoin, Carbamazepin
- Asthma-Medikamente (Theophyllin)
- Manche Antibiotika (besonders Vancomycin)
- Immunsuppressiva, die nach Organtransplantationen zur Vermeidung der Fremdorgan-Abstoßung lebenslang verabreicht werden müssen (z. B. Cyclosporin A)
- Herzmedikamente: Digoxin, Digitoxin, Amiodaron.

Fehlerquellen

Wichtig beim Therapeutic Drug-Monitoring ist, dass die Blutentnahme zu definierten Zeitpunkten nach der Arzneimittelgabe erfolgt, meistens als *„Talspiegel"*, d.h. vor der nächsten Einnahme des Präparates.

Werden die **Blutkonzentrationen** des betreffenden Arzneimittels **unterhalb** des jeweiligen Zielbereichs gefunden, kann dies vor allem daran liegen, dass

- die Aufnahme des Medikamentes im Magen-Darm-Trakt gestört ist
- die Verstoffwechslung des Arzneistoffs z. B. durch andere eingenommene Medikamente stimuliert ist.

Auf zu niedrige Spiegel wird – wenn auch ein unzureichender Therapieerfolg besteht – mit einer Dosiserhöhung reagiert.

Häufig ist auch eine fehlerhafte Einnahme des Medikaments durch den Patienten oder mangelnde Mitarbeit des Patienten Grund für unzureichende Spiegel („Non-Compliance"). In diesem Fall ist eine bessere Information und Schulung des Patienten erforderlich.
Deshalb muss vor einer Dosiserhöhung ein Gespräch mit dem Patienten/seinen Angehörigen über seine Einnahmegewohnheiten geführt werden.

Zu **hohe Konzentrationen** des Arzneimittels können zu unerwünschten Nebenwirkungen führen. Ursache ist häufig eine gestörte Verstoffwechslung und Ausscheidung des Arzneimittels, z. B. bei eingeschränkter Leber- oder Nierenfunktion oder bei Verabreichung zusätzlicher Medikamente. Hierauf muss mit einer Dosisreduktion reagiert werden.

Eiweißuntersuchungen

Das Serum enthält viele tausend unterschiedliche Eiweiße. Zehn unterschiedliche Einzeleiweiße machen etwa 90% des gesamten Eiweißgehaltes des Serums aus. Dominierendes Protein ist das **Albumin** (→ S. 19) als relativ universelles Transportprotein, quantitativ gefolgt von den Immunglobulinen, den Trägern der immunologischen Abwehrreaktionen.

Serum-Elektrophorese

Bei der **Serum-Elektrophorese** werden die mengenmäßig überwiegenden Hauptklassen der Serumproteine im elektrischen Feld relativ grob in fünf Klassen aufgetrennt und quantitativ aufgeschlüsselt. Traditionell wurde die Serum-Elektrophorese vor allem zur Erkennung von Entzündungszuständen durchgeführt, bei denen sich charakteristische Verschiebungen der Einzelfraktionen ergeben können. Außerdem erlaubt die Serum-Elektrophorese die Abschätzung der Albumin- bzw. Immunglobulin-Konzentration. Für diese Zwecke stehen inzwischen weitaus spezifischere Untersuchungen zur Verfügung, vor allem das CRP als globaler Marker von Akutphase-Reaktionen (→ S. 20) und die quantitative Albumin-Messung (→ S. 19).

Auch die einzelnen Klassen der **Immunglobuline** (IgA, IgM, IgG, IgE) können heute separat gemessen werden, was vor allem bei dem Verdacht auf ein Antikörper-Mangelsyndrom sinnvoll ist.

Die wesentliche Bedeutung der Serum-Elektrophorese liegt heute v. a. in der Erkennung von Tumoren, die Immunglobuline bilden (Immunozytom, Plasmozytom). Diese können bei der visuellen Auswertung der Serum-Elektrophorese als Extra-„Peak" oder als „M-Gradient" auffallen.

Spezifische Proteine

Bestimmte mengenmäßig in geringerem Umfang vorliegende und in der Serumelektrophorese nicht klar dargestellte Proteine können mit Hilfe von immunometrischen Methoden spezifisch gemessen werden. Solche **spezifischen Proteine** können in bestimmten diagnostischen Situationen relevante Informationen liefern.

Beispiele

Niedrige Werte des Proteins **Haptoglobin** werden bei einer Hämolyse in der Blutbahn gefunden. Niedrige **Coeruloplasmin**-Werte sind für eine seltene Erkrankung des Kupferstoffwechsels charakteristisch, die zu Leberschäden führen kann (Morbus Wilson). Ein Mangel an **Antitrypsin,** einem Schutzprotein gegenüber körpereigenen Verdauungsenzymen, kann zu Lungen- und Lebererkrankungen führen. Das **Serum-Amyloid A** (SAA) kann bei bestimmten chronisch-entzündlichen Erkrankungen erhöht sein und zu Nierenschäden führen. Dagegen kann es bei Entzündungszuständen zum Absinken der spezifisch messbaren **Complementfaktoren** kommen.

Genetische Untersuchungen

Sehr viele häufige Erkrankungen weisen eine genetische, das heißt erbliche Komponente auf, z. B. Arteriosklerose, Diabetes, Bluthochdruck, Tumorleiden. In den meisten Fällen sind diese Erkrankungen jedoch „multigen", d. h. sie werden von verschiedenen äußeren Einflüssen und von vielen verschiedenen genetischen Anlagen bestimmt.

> Untersuchungen des Erbgutes bezüglich multigen verursachter Erkrankungen mit genetischem Hintergrund besitzen derzeit keine wesentliche klinische Bedeutung.
> Wenige Erkrankungen werden aber durch eindeutig umschriebene Gen-Defekte verursacht. Bei diesen Erkrankungen kann die Labordiagnostik sinnvoll sein. Kritisch ist jeweils immer zu prüfen, ob eine Diagnosestellung vor Ausbruch der Krankheit tatsächlich einen Gewinn für den Patienten darstellt und welche therapeutischen Möglichkeiten bei einer Diagnosestellung bestehen.

So lässt sich die Huntington-Erkrankung des Gehirns, die unbehandelbar ist und zu einem frühen Tod führt, zwar relativ sicher labormedizinisch diagnostizieren, die Diagnose eröffnet jedoch keine Therapie. Dagegen kann der Nachweis der Eisenspeicherkrankheit Hämochromatose bei bestimmten Symptomen sehr sinnvoll sein, da eine spezifische Behandlung zur Verfügung (Aderlass) steht und Komplikationen so reduziert werden können.
Insgesamt befindet sich der labormedizinische Bereich der Molekulargenetik noch in einer stetig fortschreitenden Entwicklungsphase und die Einschätzung der Leistungsfähigkeit und des Sinns verschiedener Tests ist zum Teil noch sehr umstritten.

Diagnostischer Prozess

Bei den angesprochenen Verfahren wird die Sequenz der Bausteine der genetischen Information (Basenpaare der DNA) in bestimmten, eng umschriebenen Abschnitten des Erbguts mit der PCR-(Polymerase-Kettenreaktion)-Technik und der Sequenzierung ermittelt.

Im Kern jeder Zelle ist das Erbgut (DNA) mit Eiweißen zu großen Aggregaten kondensiert, die mikroskopisch als **Chromosomen** sichtbar gemacht werden können. Die 2 × 23 Chromosomen des Menschen weisen recht charakteristische Formen auf. Chromosomen-Anomalien wie Brüche oder Verschmelzungen von Chromosomen können zu ganz unterschiedlichen Leiden und Entwicklungsstörungen führen. Entsprechend wird die Beurteilung der Chromosomen mittels spezieller mikroskopischer Techniken vor allem dann eingesetzt, wenn Entwicklungsstörungen auf einen chromosomalen Defekt hindeuten.

Chromosomen-Analysen werden aber auch im Rahmen einer genetischen Beratung durchgeführt, wenn entsprechende Auffälligkeiten bei Kindern, Eltern oder Verwandten bestehen.

Gerinnungsuntersuchungen, spezielle

Die in Kapitel 2.1 dargestellten Globaluntersuchungen des Gerinnungssystems Quick-Test und aPTT-Test werden z. B. bei der Aufnahme ins Krankenhaus, vor OPs und zur Überwachung einer gerinnungshemmenden Behandlung mit Marcumar oder Heparin eingesetzt.

Ist eine Blutungsneigung nicht medikamentös erklärbar oder liegt bei einem Patienten der Verdacht auf eine vermehrte Thromboseneigung vor, können Spezialuntersuchungen der Gerinnungsdiagnostik sinnvoll sein.

Hämophilie

So kann bei entsprechender Anamnese und einer „verlängerten" aPTT die quantitative Messung des Gerinnungsfaktors VIII erfolgen, um eine Hämophilie A (Bluterkrankheit) auszuschließen oder zu sichern.

Thrombosen und Embolien

Ein meist genetisch bedingter Mangel anderer am Gerinnungsprozess beteiligter Proteine (wie Antithrombin, Protein C, Protein S) kann zum wiederholten Auftreten von Thrombosen und Embolien führen. Bei entsprechender Anamnese kann die Messung solcher Proteine diagnostisch sinnvoll sein.

Hämoglobin-Varianten

Die Feinstruktur des Hämoglobins kann in speziellen Verfahren untersucht werden.

Es gibt viele genetische Anomalien, bei denen die Bildung von Hämoglobin gestört ist, z. B. Thalassämie und Sichelzellanämie. Das Spektrum der

Krankheitsausprägung solcher Hämoglobinopathien reicht von einer leichten Anämie bis zu schweren Organschäden durch zeitweise gestörte Fließeigenschaften des Blutes bei der Sichelzellanämie.

Die genannten genetischen Anomalien sind mit einer verminderten Krankheitsempfänglichkeit gegenüber der Malaria verbunden. Deshalb kommen sie vor allem bei Menschen aus Mittelmeerländern vor, wo früher häufig Malaria herrschte. Insbesondere bei Menschen dieser Herkunft gehört die Untersuchung der Feinstruktur des Hämoglobins oft zur Abklärung einer Anämie.

Als **Befund** ergibt sich dann ein relativer Prozentanteil atypischer Hämoglobine (v. a. HbF) am Gesamt-Hämoglobin.

Hormonuntersuchungen

Hormone sind chemische Botenstoffe, die im Körper typischerweise auf jeweils mehrere Zielgewebe einwirken. Das Hormon-System (endokrines System) sorgt für die Koordination der physiologischen Geschehnisse in komplexen Prozessen, z. B. das Wachstum, der Energiehaushalt, die Fortpflanzung und die Bewältigung von äußeren Bedrohungen (Stress). Es ist eine Vielzahl einzelner endokriner Systeme des menschlichen Körpers bekannt, die vielfach ineinander verwoben sind und sich wechselseitig beeinflussen können.

Steuerung durch Regelkreise

Die Freisetzung von Hormonen aus den entsprechenden Drüsen unterliegt im Allgemeinen einer präzisen Steuerung durch Regelkreise, bei denen das Hormon nicht nur freigesetzt wird, sondern – über Zwischenschritte – auch seine eigene Freisetzung begrenzt und so eine Überproduktion verhindert. Bei einigen endokrinen Teilsystemen kann es zu Störungen dieser Regulationsprozesse kommen und damit entweder zu Unterfunktionszuständen oder zur überschießenden, unregulierten („autonomen") Überproduktion bestimmter Hormone. Bei der Diagnostik daraus resultierender endokrinologischer Erkrankungen spielt die Messung der entsprechenden Hormonkonzentrationen im Blut zumeist eine zentrale diagnostische Rolle.

Störungen der Schilddrüsenfunktion

Eine Schilddrüsenüberfunktion besteht im Verlauf des Lebens bei etwa 1% der Bevölkerung, eine Unterfunktion bei etwa 4%. Die Schilddrüse produziert die Hormone Thyroxin und Trijodthyronin (auch als T4 und T3 bezeichnet), die vor allem den Energiestoffwechsel des Körpers regulieren. Die Produktion von T4 und T3 durch die Schilddrüse wird von einem übergeordneten Steuerungshormon kontrolliert, dem TSH (thyroideastimulierendes Hormon; Thyroidea: lat. für Schilddrüse). TSH wird von der Hirnanhangdrüse (Hypophyse) produziert. T4 und T3 wirken ihrerseits hemmend auf die Produktion von TSH (Regelkreis).

Diagnostischer Prozess

Liegen bei einem Patienten Beschwerden vor, die durch eine Schilddrüsenfunktionsstörung bedingt sein könnten (→ unten), erfolgt die Bestimmung von TSH. Eine normale TSH-Konzentration schließt mit großer Sicherheit sowohl eine Über- wie auch eine Unterfunktion der Schilddrüse aus.

Die TSH-Messung wird zunehmend auch in der Notfall-Diagnostik durchgeführt, da z. B. Herzrhythmusstörungen eine Hyperthyreose zu Grunde liegen kann. Die Messung von fT4 und fT3 stellt eine Anschluss-Analytik dar, die normalerweise nur im Falle einer erhöhten oder erniedrigten TSH-Konzentration erfolgt.

Hyperthyreose

Die Schilddrüsenüberfunktion (Hyperthyreose) weist zwei Ursachengruppen auf. Die **immunvermittelte Hyperthyreose** wird durch Autoantikörper verursacht, die gegen die TSH-Rezeptoren der Schilddrüse gerichtet sind und wie TSH die Schilddrüsenhormonproduktion stimulieren (Morbus Basedow). Bei der **fokalen Autonomie** produzieren knotige Anteile in der Schilddrüse bei reichlicher Jod-Zufuhr unkontrolliert und unabhängig vom TSH Schilddrüsenhormone. Zugrunde liegt der fokalen Autonomie ein lang andauernder Jodmangel.

Bei beiden Formen der Hyperthyreose ist die TSH-Freisetzung durch die Hypophyse infolge der autonomen Hormonproduktion durch die Schilddrüse unterdrückt.

> **Niedrige** oder **nicht messbare TSH-Werte** deuten entsprechend auf eine **Schilddrüsenüberfunktion** hin. Diese kann meist durch erhöhte Konzentrationen der peripheren Schilddrüsenhormone bestätigt werden. Dabei wird inzwischen überwiegend die Konzentration der freien, nicht proteingebundenen Hormone gemessen (freies T4 und freies T3, fT4 und fT3), da die Messung der Gesamthormone vor allem durch orale Kontrazeptiva („Pille") und andere Pharmaka beeinflusst werden kann.

Symptome einer die Überfunktion sind vor allem Nervosität, vermehrtes Schwitzen und Wärmeempfindlichkeit, Durchfall, Gewichtsverlust, bei längerem Bestehen allgemeiner Leistungsmangel und zum Teil schwerwiegende und gefährliche Herzrhythmusstörungen (Vorhofflimmern).

Hypothyreose

Ursache für eine Schilddrüsenunterfunktion ist im Allgemeinen ein Autoimmunprozess, der zu einer schleichenden Entzündung der Schilddrüse führt. Diese Entzündung begrenzt die Funktion der Schilddrüse letztlich teilweise oder ganz.
Diese Schilddrüsen-Entzündung verläuft so unauffällig, dass erst die Beschwerden eines Hormonmangels wahrgenommen werden und nicht die Entzündungsbeschwerden der Schilddrüse selbst.

> Im Falle der **Schilddrüsenunterfunktion** versucht die Hypophyse, die ausfallende Schilddrüse vermehrt zu stimulieren. Entspechend werden **hohe TSH-Spiegel** gefunden, die Konzentration von fT4 ist typischerweise reduziert.

Typische Beschwerden einer Schilddrüsenunterfunktion sind Verlangsamung, Leistungsmangel, Gewichtszunahme, Fettstoffwechselstörungen und besonders Einschränkungen der geistigen Leistungsfähigkeit bis hin zu einer Demenz-Symptomatik.

Hyperparathyreoidismus

Der Schilddrüse angelagert sind Epithelkörperchen, die das **Parathormon (PTH)** produzieren. PTH hat insbesondere die Aufgabe, die Calcium-Konzentration im Körper aufrechtzuerhalten. Bei bis zu 1% der Menschen kommt es zu einer vermehrten und unkontrollierten Freisetzung von PTH durch Adenome der Nebenschilddrüsen („primärer Hyperparathyreoidismus").

> Ein Hyperparathyreoidismus sollte vor allem bei Vorliegen einer Osteoporose und bei Nierensteinen ausgeschlossen werden. Hierzu erfolgen die **Messung** von **Calcium** im Serum und die Messung des **Parathormons.** Beim primären Hyperparathyreoidismus finden sich erhöhte (oder hochnormale) Werte sowohl von Calcium wie auch von PTH.

Störungen des weiblichen Hormonsystems

Vermutete Störungen des weiblichen Hormonsystems sind ein häufiger Anlass für Hormonuntersuchungen, z.B. bei ungewollter Kinderlosigkeit, Zyklusunregelmäßigkeiten oder Auffälligkeiten der Körperbehaarung.
Der normale Menstruationszyklus besteht aus zwei Hälften. Er wird durch die Ovulation (Eisprung) geteilt. In der ersten Hälfte tragen die Östrogene

u. a. zur Reifung der Eizellen in den Eierstöcken (Ovarien) bei. In der zweiten Hälfte, nach der Ovulation, produzieren die Reste der Eihüllen (Gelbkörper) in den Eierstöcken Gestagene. Dies sind Hormone, die den Körper auf die Einnistung der befruchteten Eizelle vorbereiten.

Gestagenmessung

Diese **Gestagene,** vor allem das Progesteron, führen u. a. zu einem **Anstieg der Körpertemperatur** in der zweiten Zyklushälfte. Ist der Zyklus gestört, z. B. wenn kein Eisprung stattfindet oder wenn die Gelbkörperhormone in der zweiten Zyklushälfte nicht ausreichend produziert werden, kann dies am einfachsten ohne eine Laboruntersuchung nur anhand der jeweils morgens bestimmten Körpertemperatur im Zyklusverlauf festgestellt werden.
Die **Messung** von **Progesteron-Konzentrationen** sowie anderer Hormone, z. B. Estradiol (E2), wird vor allem dann durchgeführt, wenn medikamentöse Behandlungen zur Verbesserung der Empfänglichkeit überwacht werden sollen (Stimulationsbehandlungen).

Weitere Parameter

Andere Parameter der gynäkologischen Endokrinologie sind **Gonadotropine** (LH, FSH) und die männlichen Sexualhormone (**Androgene**). Erhöhte Androgenwerte sind eine relativ häufige Ursache von Zyklusstörungen, z. B. beim Polycystischen Ovarialsyndrom (PCOS), das bis zu 5 % der Bevölkerung betrifft.
Eine andere Ursache von Zyklusstörungen ist das **Prolaktiom**, ein **Tumor der Hypophyse,** der durch die Messung von Prolaktin im Serum diagnostiziert werden kann.
Die Messung des **Schwangerschaftshormons HCG** spielt überwiegend eine Rolle zur erstmaligen Bestätigung einer Schwangerschaft. Dafür wird zumeist die Bestimmung mittels Teststreifen im Urin durchgeführt. Die Messung von HCG im Serum im Verlauf der Schwangerschaft ist selten indiziert.

Weitere Erkrankungen des endokrinen Systems

Weitere wichtige Erkrankungen des endokrinen Systems sind z. B. die
- Überproduktion des natrium-zurückhaltenden Hormons **Aldosteron** durch Tumoren der Nebennierenrinde (**Morbus Conn**). Hauptsymptom Bluthochdruck; Diagnosestellung vor allem durch Bestimmung von Aldosteron und auch Renin im Plasma.
- Überproduktion von **Katecholaminen** durch Nebennieren-Tumoren (**Phäochromozytom**). Hauptsymptom Bluthochdruck; Diagnosestellung durch Messung der Katecholamine und deren Stoffwechselprodukte im Sammelurin.

- Überschießende Bildung von **Wachstumshormonen** durch einen Tumor der Hirnanhangdrüse (**Akromegalie**). Hauptsymptom Gelenkbeschwerden, Vergrößerung der Zunge und der Finger, Vergröberung der Gesichtszüge; Diagnosestellung durch Messung des hormonvermittelnden Proteins Somatomedin C (auch IGF-1 genannt).
- Überschießende Produktion von **Cortisol** infolge von Tumoren der Hirnanhangdrüse oder der Nebennierenrinde (**Cushing-Syndrom**). Hauptsymptome Gewichtszunahme, Diabetes, Bluthochdruck, Zyklusstörungen, Osteoporose; Diagnosestellung durch Messung von Cortisol unter definierten Bedingungen und im Funktionstest, vor allem nach Gabe von Dexamethason
- **Unterfunktion** der **Hypophyse,** global oder partiell, z. B. in Folge von Hirnverletzungen und Operationen (**Hypophyseninsuffizienz**). Hauptsymptome Schwäche, Antriebsmangel, Zyklusstörungen, bei Kindern Wachstumsstillstand; Diagnosestellung durch verschiedene Funktionstests mit der Messung von Wachstumshormon, Cortisol, TSH und der Gonadotropine LH und FSH.

Immundiagnostik

Angeborene Immundefektsyndrome sind seltene Krankheitsbilder. Erworbene (d. h. im Verlauf des Lebens neu aufgetretene) Immundefekte beruhen z. B. auf Knochenmarkerkrankungen oder einer HIV-Infektion.

Diagnostischer Prozess

Entsprechend gehört die Immunglobulin-Messung sowie eine HIV-Serologie zur Basisdiagnostik bei Verdacht auf einen Immundefekt. Weiterführende Untersuchungen besonders in pädiatrischen Fällen sind komplex und werden meist nur von spezialisierten Zentren durchgeführt. Zu diesen Untersuchungen zählt die Durchflusszytometrie, die u. a. Lymphozyten-Gruppen differenzieren kann.

Knochenmarkuntersuchungen

Untersuchungen des Knochenmarks sind meist dann indiziert, wenn Untersuchungen des peripheren Blutes auf eine mögliche Knochenmarkerkrankung wie die Leukämie oder deren Vorstufen hindeuten. Hierfür wird meist der Beckenkamm mit einer kräftigen Nadel punktiert. Es kann dabei direkt Flüssigkeit aus dem Knochen aspiriert (Knochenmarkblut) sowie bröckeliges Knochenmarkmaterial gewonnen werden. Beide Materialien werden mikroskopisch nach unterschiedlichen Anfärbungen untersucht oder mittels der Durchflusszytometrie analysiert.

Knochenmarkanalysen werden meist in hämatologischen Zentren durchgeführt.

Knochenstoffwechselmarker

Der Knochen ist ein dynamisches System, in dem sich Knochenanbau (durch die Osteoblasten) und Knochenabbau (durch die Osteoklasten) normalerweise die Waage halten. Ein Ungleichgewicht zugunsten der Osteoklasten führt zu Osteoporose.

> **Osteoporose**
> Symptome der Osteoporose sind Frakturneigung und deformitätsbedingte Schmerzen. Sie ist ein sehr weit verbreitetes Gesundheitsproblem. Zur Behandlung stehen gut wirksame Präparate zur Verfügung stehen.

Der Labormedizin stehen Marker zur Verfügung, die die individuelle Aktivität der Osteoblasten und der Osteoklasten charakterisieren können, besonders Osteocalcin für den Knochenanbau und β-Crosslaps für den Knochenabbau. Die Messung dieser Marker erfolgt im Serum oder zum Teil auch im Urin.

Diagnostischer Prozess

Die meisten der Knochenmarker zeigen eine starke Tagesrhythmik der Konzentrationen und müssen daher zu streng standardisierten Tageszeiten abgenommen werden. Die Bestimmung der laborchemischen Knochenmarker spielt z. T. eine Rolle in der Beurteilung der medikamentösen Osteoporose-Therapie, nicht jedoch zur Diagnose oder zum Ausschluss einer Osteoporose selbst. Hierfür werden üblicherweise radiologische Verfahren verwendet.

Liquoruntersuchungen

Die Basisuntersuchung des Liquors umfasst die Zellzählung, die Bestimmung der Glucose und des Eiweiß sowie das Anlegen einer bakteriologischen Kultur und eines Grampräparates. Diese Verfahren dienen insbesondere dem Ausschluss einer bakteriellen Hirnhautentzündung (Meningitis) und müssen in einer Klinik jederzeit zur Verfügung stehen.

Speziellere immunologische Untersuchungen aus dem Liquor werden vor allem dann durchgeführt, wenn der Verdacht auf eine Multiple Sklerose (Nachweis „oligoklonaler Banden") oder auf virale oder bakterielle Infektionen des ZNS (z. B. Borrelien- oder Varizellen-Serologie) besteht. Bestimmte Proteine, vor allem das Tau-Protein, werden in der Diagnostik von Demenzerkrankungen bestimmt.

Natriuretische Peptide

Die chronische und akute Pumpschwäche des Herzens (Herzinsuffizienz) ist eine häufige und ernste Erkrankung. Ursache ist häufig eine gestörte Durchblutung des Herzmuskels sowie ein lange bestehender Bluthochdruck, aber auch bestimmte Virusinfektionen. Seit einigen Jahren ist bekannt, dass bestimmte Peptide, die im Herzen gebildet werden und die Natriumausscheidung durch die Niere steuern, typischerweise bei Herzinsuffizienzpatienten erhöht messbar sind.

Diagnostischer Prozess

Zusätzlich zu den klinischen Befunden und der Verlaufsbeobachtung kann die Messung vor allem von **BNP** und **Nt-pro-BNP** im Blut in bestimmten

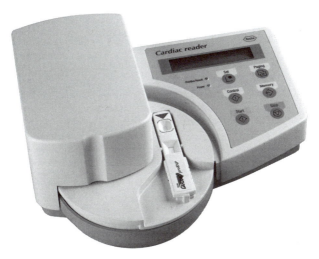

Abb. 2.9: Cardiac reader: Messung von Infarktmarkern und Nt-pro-BNP. [U163]

Situationen einen sinnvollen Beitrag zur Diagnostik der Herzinsuffizienz leisten.

Die Ursache für eine akute oder chronische Atemnot kann neben einer Lungenentzündung oder Asthma auch eine Herzinsuffizienz sein. Deutlich erhöhte BNP- oder Nt-pro-BNP-Werte deuten auf eine herzbedingte Ursache der Atemnot hin. Deshalb wird die Messung von BNP und Nt-pro-BNP im Bereich der Akut- und Intensivmedizin zunehmend eingesetzt. Auch quantitative Schnelltests stehen hierfür zur Verfügung (→ Abb. 2.9).

Nierenuntersuchungen, spezielle

Kreatinin-Clearance

Kreatinin (→ S. 15) und Harnstoff (→ S. 15) als Serum-Marker der Nierenfunktion zeigen typischerweise erst dann erhöhte Werte, wenn ein relativ fortgeschrittener Nierenschaden vorliegt. Andererseits können leicht erhöhte Werte dieser Parameter auch harmlose Ursachen haben, z.B. eine geringe Trinkmenge, eine große Muskelmasse oder Muskelabbau bei Bettlägerigkeit. Um die Nierenfunktion genau zu untersuchen, wird die **Kreatinin-Clearance-Untersuchung** durchgeführt. Hierbei wird über eine Rechenformel die Konzentration von Kreatinin im Serum mit der Kreatinin-Konzentration im Urin in Beziehung gesetzt.

Diagnostischer Prozess

Erforderlich ist die Durchführung einer 24-Stunden-Urin-Sammlung sowie eine Blutentnahme. Mit Hilfe einer bestimmten Formel wird die Kreatinin-Ausscheidung im Urin mit dem Serum-Kreatinin in Beziehung gesetzt.

Die Einheit der Kreatinin-Clearance ist ml/min, entsprechend der berechneten Blutmenge, die von der Niere pro Minute filtriert wird. Niedrige Werte zeigen eine Nierenfunktionsstörung an. Bei einer weiter fortgeschrittenen, gesicherten Nierenerkrankung (z.B. aufgrund von Diabetes mellitus oder schlecht eingestelltem Bluthochdruck) zeigt die Serumkonzentration von Kreatinin, besonders aber Harnstoff, den Erkrankungszustand zuverlässig an. Die Durchführung einer Clearance-Untersuchung ist dann nicht mehr erforderlich.

Cystatin C

Seit relativ kurzer Zeit wird das Serum-Protein **Cystatin C** im Rahmen der Nierenfunktionsdiagnostik bestimmt. Erhöhte Werte werden bei gestörter Nierenfunktion gefunden. Im Vergleich zu Serum-Kreatinin werden die

Cystatin C-Werte nicht von der individuellen Muskelmasse mitbestimmt. Cystatin C-Werte hängen deutlich enger mit der Kreatinin-Clearance zusammen als die Serum-Kreatinin-Konzentration. Entsprechend wird die (momentan noch relativ teure) Cystatin C-Messung möglicherweise die Serum-Kreatinin-Messung als Basisparameter der Nierenfunktion verdrängen.

Proteinurie-Diagnostik

Bei Nierenerkrankungen kommt es regelmäßig zum Verlust von Serum-Proteinen in den Urin (**Proteinurie**). Das Vorliegen einer Proteinurie kann grob mit Hilfe von Teststreifenuntersuchungen erkannt werden. Für die empfindliche Früh-Diagnostik ist dagegen die chemische Proteinmessung im Sammelurin erforderlich. Wird eine Proteinurie nachgewiesen, können verschiedene spezielle Analysen des Urins weiteren Aufschluss über die Ursache der Proteinurie geben und die individuelle Erkrankung so besser charakterisieren (Proteinurie-Diagnostik).

PBG (Porphobillinogen)

> **Porphyrie**
> Porphyrien sind eine heterogene Gruppe von Stoffwechselerkrankungen der Blutbildung. Bei einer sehr seltenen Unterform, der akuten intermittierenden Porphyrie, kann es vor allem bei Einnahme bestimmter Medikamente zu Krankheitsschüben kommen, die mit unspezifischen Bauchbeschwerden und neurologischen Auffälligkeiten verbunden sind. Werden auslösende Medikamente weiter gegeben und kann der Schub nicht durch spezifische Medikamente beendet werden, drohen bleibende Schäden des Nervensystems. An das Vorliegen einer Porphyrie muss bei ursächlich nicht klaren Bauchbeschwerden („akutes Abdomen") und unklaren neurologischen Bildern gedacht werden.

Zum Ausschluss einer akuten intermittierenden Porphyrie dient die Messung der Ausscheidung von **Porphobilinogen** (**PBG**) im Urin. Dafür kann Spontanurin verwendet werden.

Pränatal-Untersuchung auf Trisomie 21

Das Vorliegen eines Down-Syndroms (Trisomie 21) kann bereits innerhalb der ersten drei Schwangerschaftsmonate diagnostiziert werden. Dafür spielt neben der Ultraschalluntersuchung des Feten die Bestimmung bestimmter

Proteine im mütterlichen Blut eine Rolle (PAPP-A, freies β-HCG, AFP, freies Estradiol). Bei auffälligen Risiko-Konstellationen von Ultraschallbefund und Laborwerten kann die Entnahme von Zellen des Mutterkuchens oder von Fruchtwasser zur Chromosomen-Analyse erfolgen.

Spermiogramm

Bei ungewollter Kinderlosigkeit eines Paares ist die Untersuchung der Samenflüssigkeit eine der labormedizinischen Basisuntersuchungen. Sie muss innerhalb kurzer Zeit nach Materialgewinnung erfolgen. Im Mittelpunkt stehen die **mikroskopische Untersuchung** von Zahl, Gestalt und Beweglichkeit der Spermien sowie eine **mikrobiologische Untersuchung.**

Ein pathologisch zellarmes Spermiogramm findet sich z.B. nach einer Mumps-Orchitis, bei Infektionen der Nebenhoden, die zu Verwachsungen geführt haben, sowie bei Krampfadern im Bereich der Hoden (Varikozelen) oder bei hormonellen Störungen. Spermiogramme werden häufig von Gynäkologen oder Urologen durchgeführt.

Spurenelemente

Klinisch relevante Spurenelemente sind vor allem **Magnesium, Selen, Zink** und **Kupfer.**

Die Magnesium-Bestimmung ist eventuell bei Herzrhythmusstörungen angezeigt. Die Messung von Selen und Zink kann besonders bei chronischen Erkrankungen indiziert sein, die zu einem entsprechenden Mangel führen können, z.B. längerfristige künstliche Ernährung. Die Kupfermessung erfolgt meist bei Verdacht auf eine seltene Speicherkrankheit, die ein Leberversagen als Folge haben kann (M. Wilson).

Stuhluntersuchungen, chemische

Neben mikrobiologischen Untersuchungen (besonders Nachweis von Würmern, Amöben, Shigellen, Yersinien, Salmonellen, Campylobacter und Clostridien-Toxinen bei entsprechenden Symptomen → S. 82) und der Untersuchung auf Blut (→ S. 43) werden auch einige chemische Untersuchungen des Stuhls durchgeführt. So deutet ein erhöhter Gehalt an Fett und eine erniedrigte Konzentration der Pankreas-Elastase im Stuhl auf eine Funktionsstörung der Bauchspeicheldrüse hin.

Dies tritt auf
- Bei chronischer Pankreatitis, meist alkoholbedingt
- Postoperativ
- Bei zystischer Fibrose (Mukoviszidose).

Toxikologie

Toxikologische Laboranalysen sollen giftige Substanzen in Körperflüssigkeiten nachweisen. Entsprechende Untersuchungen sind in folgenden Situationen angezeigt:
- **Nachweis von Drogen,** z. B. Opiate, Ecstasy, Kokain in der Akutdiagnostik mittels qualitativer Schnelltests zur raschen Beurteilung unklarer neurologischer Symptome. Quantitative Analytik hauptsächlich mit juristischem Hintergrund hinsichtlich Schuldfähigkeit und Fahrtüchtigkeit in gerichtsmedizinischen Speziallabors.
- **Nachweis von Giften,** die in **selbstmörderischer Absicht** zugeführt wurden, insbesondere, wenn dafür Gegenmittel zur Verfügung stehen, z. B. Paracetamol, bestimmte Pflanzenschutzmittel. Nachweise bei **Vergiftungsunfällen,** z. B. Pilzvergiftungen, Methanolintoxikation, Medikamenteneinnahme von Kindern.
- **Nachweis von Giften,** die einem Opfer in **krimineller Absicht** zugeführt wurden. Zum einen, wenn dafür Gegenmittel zur Verfügung stehen, zum anderen zur Überführung der Täter.
- **Nachweis einer Überdosis** von **Medikamenten** durch Einnahme- bzw. Behandlungsfehler, zur entsprechenden Therapie.
- **Nachweis von Giftstoffen,** die durch **berufliche Exposition** aufgenommen wurden, z. B. organische Lösungsmittel, Blei, Cadmium, Quecksilber
- **Nachweis von Umweltgiften,** z. B. PCB
- **Nachweis von Doping** in der Sportmedizin.

Die analytischen Techniken der Toxikologie sind überwiegend sehr anspruchsvoll. Außerdem sind die Resultate häufig juristisch von erheblicher Bedeutung und ggf. eine Beweislast. Deshalb müssen sie sehr sorgfältig durchgeführt werden.
Verwendung finden oft massenspektrometrische Analysen. Im Allgemeinen wird Urin bei toxikologischen Untersuchungen Blutproben vorgezogen. Häufig werden Untersuchungen auch aus anderen Materialien wie Magenaspirat und Haaren durchgeführt. Von Drogenschnelltest abgesehen, werden toxikologische Untersuchungen meist in Zentren durchgeführt, die häufig der Gerichts- oder der Arbeitsmedizin angegliedert sind. Die Beurteilung von umweltmedizinisch-toxikologischen Befunden ist meist

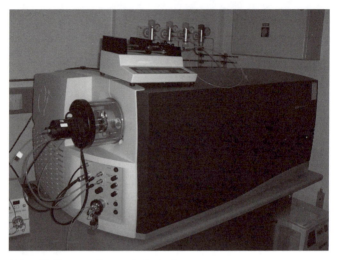

Abb. 2.10: Massenspektrometrische Analyse.

schwierig, da bei jedem Menschen *Hintergrundbelastungen* vorliegen, die bis zu einem gewissen Grad als harmlos angesehen werden.

Tumormarker

Tumormarker sind Proteine, die bei Tumorerkrankungen in erhöhter Konzentration nachweisbar sind.
Leider sind bislang fast keine Laborparameter gefunden worden, die bösartige Erkrankungen frühzeitig, also vor dem Auftreten von Beschwerden, in einem potentiell heilbaren Stadium zuverlässig anzeigen können.
Typischerweise wird die Konzentration der Tumormarker im Blut bestimmt, wenn die Diagnose einer bestimmten bösartigen Erkrankung bereits gestellt worden ist. Die wiederholte Messung der entsprechenden Marker im Verlauf kann in manchen Fällen einen sinnvollen Beitrag zur Therapie-Beurteilung leisten.

PSA

Das prostata-spezifische Antigen (PSA) kann möglicherweise sinnvoll zu einer Früherkennung von Prostata-Karzinomen beitragen. Allerdings werden durch die PSA-Messung auch sehr langsam wachsende Prostata-

Karzinome aufgedeckt, die dem Patienten in seinem Leben möglicherweise keine Beschwerden bereitet hätten. In solchen Fällen kann die operative Behandlung für den Patienten mehr Nachteile als Nutzen bringen.

Prostata-Karzinome führen nicht immer zu erhöhten PSA-Werten (falsch-negative Befunde) – es kann also trotz eines negativen PSA-Tests ein Karzinom vorhanden sein.

CEA

Ein weiterer Tumormarker ist das **Carcinoembrionale Antigen (CEA).** Erhöhte Werte werden bei einem Teil der Patienten mit Dickdarm- oder Enddarmkrebs gefunden. Fällt die CEA-Konzentration nach einer chirurgischen Behandlung stark ab, spricht dies dafür, dass der Tumor vollständig entfernt wurde und keine größeren Metastasen-Mengen vorliegen. Dies entspricht einer eher günstigen Prognose. Steigt der Wert im Verlauf wieder an, spricht dies mit großer Wahrscheinlichkeit dafür, dass Metastasen vorliegen oder dass es lokal zu einem erneuten Tumorwachstum gekommen ist.

Wird eine Chemotherapie begonnen, sprechen absinkende CEA-Werte dafür, dass das jeweilige Therapie-Schema gut wirksam ist. Kommt es trotz Therapie zu einem weiteren Ansteigen des jeweiligen Tumormarkers, spricht dieser Befund dafür, dass die Therapie nicht effektiv ist. Möglicherweise ist dann eine Umstellung der Therapie möglich, anderenfalls kann erwogen werden, die Chemotherapie abzubrechen, um so den Patienten vor unnötigen Nebenwirkungen zu bewahren.

Weitere Marker

Als Verlaufsmarker gelten jeweils:
- Brustkrebs: **CA-15-3**
- Pankreas-Karzinom: **CA19-9**
- Bronchialkarzinom: **CYFRA, NSE** und **pro-GRP**
- Leberkarzinom: **AFP**
- Ovarialkarzinom: **CA-125.**

Die aufgezählten Marker sind für eine Tumorsuche grundsätzlich nicht sinnvoll, da
- Es zum einen erhöhte Werte häufig auch bei Menschen gibt, die nicht von einem Tumorleiden betroffen sind (= falsch positive Befunde, durch geringe Spezifität der Tests),
- Andererseits die meisten Tumormarker nur bei einem relativ kleinen Teil der Betroffenen tatsächlich erhöht sind und dies meist in einer relativ späten Krankheitsphase (geringe Sensitivität der Tests).

> Die Organ-Spezifität von Tumormarkern und ihr diagnostischer Nutzen sind sehr unterschiedlich. Besonders effizient ist z. B. die Messung von **Thyreoglobulin** im Serum nach Entfernung der Schilddrüse wegen eines Schilddrüsenkarzinoms. Bleiben die Thyreoglobulin-Konzentrationen unterhalb der Nachweisgrenze, können aufwändigere Untersuchungen (Szintigraphie) in der Verlaufskontrolle meist unterbleiben.

Sehr hilfreich ist die Messung bestimmter **Immunglobulin-Typen** im Urin bei verschiedenen bösartigen Erkrankungen des **Lymphsystems,** z. B. Bence-Jones-Proteine oder „freie Leichtketten" bei monoklonalen Gammopathien.

Als weitere gut etablierte Tumormarker seien erwähnt:
- **Calcitonin** (hinsichtlich einer Unterform des Schilddrüsenkarzinoms, C-Zell-Karzinom)
- **Serotonin** im Urin bei bestimmten Tumoren des Dünndarms (Carcinoid)
- **Chromogranin A** bei „neuroendokrinen" Tumoren
- „Schwangerschaftshormon" **β-HCG** sowie **AFP** beim Hodenkarzinom. Besonders auch bei diesem Tumor kann eine Erhöhung des Enzyms LDH (→ S. 68) gefunden werden, das zum Teil als sehr unspezifischer, „universeller" Marker eines hohen Zellumsatzes angesehen wird.

Vitamine

Der Körper ist aus Hunderttausenden von chemischen Stoffen aufgebaut, die er aus einfachen Nahrungskomponenten wie Glucose, Fetten und Aminosäuren selbst aufbauen kann. Für eine kleine Zahl dieser Strukturbestandteile hat der Körper im Laufe der Evolution jedoch die Fähigkeit der Selbstproduktion verloren. Ein solcher genetisch bedingter Synthesedefekt war jeweils dann mit dem Leben vereinbar, wenn der betreffende Stoff über die Nahrung ausreichend zur Verfügung stand. Entsprechend stellte der Defekt keinen Vermehrungsnachteil dar und wurde an die Folgegeneration weitergegeben. Die betroffenen Stoffe sind zu (für den Menschen unentbehrlichen) Vitaminen geworden.

Hypovitaminosen

Weist die Nahrung eines Menschen einen Mangel an einem oder mehreren dieser Vitamine auf oder werden sie im Darm nicht richtig aufgenommen, kommt es zu Mangelerkrankungen (**Hypovitaminosen**). Die Medizin kennt inzwischen zwar eine Reihe von Vitaminen in ihrer chemischen Struktur, vermutlich gibt es jedoch weitaus mehr Stoffe, die als Vitamine zu betrachten sind und die über pflanzliche oder tierische Nahrung aufgenommen werden müssen. Für diese Annahme spricht, dass ein Mangel an pflanzlicher Kost insgesamt einen nachweislich ungünstigen Einfluss auf die Gesundheit hat und dass auch eine sehr fleischarme Ernährung gesundheitliche Risiken birgt. Mangelzustände bezüglich der bekannten Vitamine weisen sehr unterschiedliche Häufigkeiten auf. Mangelzustände von Cobalamin (Vitamin B_{12} → unten) und Vitamin D (→ unten) sind hierzulande recht häufig, während ein Mangel z. B. an Vitamin C, B_1 oder B_6 in Europa nur in Extremfällen einseitiger Ernährung zu beobachten ist. In armen Ländern dagegen sind Hypovitaminosen z. T. sehr häufig, besonders der Vitamin A-Mangel, der zur Erblindung führen kann.

Vitamin B_{12}

Die Aufnahme von Vitamin B_{12} (Cobalamin) im Magen-Darm-Trakt ist ein komplexer Prozess, der in vielen Schritten abläuft. Unterschiedliche Erkrankungen des Magen-Darm-Traktes können zum Vitamin B_{12}-Mangel führen, während ein ernährungsbedingter Mangel nur bei Vegetariern beobachtet wird, die auch auf Milch und Eier verzichten (Veganer). Ein schwerer Vitamin B_{12}-Mangel tritt meist dann auf, wenn Auto-Antikörper gegen bestimmte Arten von Magen-Zellen auftreten, die für die Vitamin B_{12}-Resorption von besonderer Bedeutung sind oder beim Vorliegen von Autoantikörpern gegen ein von diesen Zellen gebildetes Eiweiß („intrinsic factor").

> **Schwerer Vitamin B_{12}-Mangel**
> Bei betroffenen Patienten kommt es zu
> - Störungen der Blutbildung (besonders gekennzeichnet durch eine Anämie mit besonders großen roten Blutkörperchen = makrozytär).
> - Störungen in der Regeneration der Magen-Darm-Schleimhäute, die vor allem als eine Entzündung der Zunge auffallen.
> - Schäden am Nervensystem, die bis zur Querschnittslähmung hin reichen können, und die teilweise auch nach Zuführung von Vitamin B_{12} nicht mehr rückbildungsfähig ist.
>
> Früher war die autoimmunbedingte Form des Vitamin B_{12}-Mangels (perniziöse Anämie, M. Birmer) eine tödlich verlaufende Erkrankung. Heute kann Vitamin B_{12} als Injektion verabreicht werden. Dies ist für die betroffenen Patienten lebensrettend.

Weniger schwere Formen des Vitamin B_{12}-Mangels treten besonders bei einem geringen Säuregehalt des Magens auf sowie bei Störungen der Funktion von Bauchspeicheldrüse und Dünndarm.

Anlass zur Messung des Vitamin B_{12}-Spiegels sollten eine (vor allem makrozytäre) Anämie geben, unklare neurologische Symptome, Schleimhaut-Auffälligkeiten und Magen-Darm-Erkrankungen.

> Bei einem schweren Vitamin B_{12}-Mangel können auch Schäden des Nervensystems auftreten, *ohne* dass eine Anämie vorliegt. Deshalb ist die hämatologische Untersuchung nicht zum Ausschluss eines Vitamin B_{12}-Mangels geeignet.

Folsäure

= Messung als Folat
Gute Nahrungsquellen, in denen Folsäure enthalten ist, sind z. B. grünes Gemüse, Getreideprodukte und Obst. Bis zu 90 % der Folsäure kann bei der Verarbeitung der Lebensmittel verloren gehen. Ein **Mangel** an Folsäure kann zu einer makrozytären Anämie führen, in der Schwangerschaft können Fehlbildungen des Embryos die Folge sein.
Die Serum-Folat-Messung ergibt in Mitteleuropa aufgrund der relativ guten Ernährungssituation sehr selten verminderte Werte. Unabhängig von Messwerten sollte jedoch vor und während einer Schwangerschaft die Gabe von Folsäure erfolgen, da dies die Häufigkeit von Missbildungen im Bereich des Rückenmarks des Kindes deutlich reduzieren kann.

Vitamin D

In Mitteleuropa sehr weit verbreitet ist ein Mangel an Vitamin D. Vitamin D nimmt man normalerweise nur in geringem Umfang über die Nahrung auf, vor allem über Fisch. Zum größten Teil wird Vitamin D in der Haut des Menschen produziert, wofür aber eine ausreichende Sonnenbestrahlung der Haut notwendig ist. Vitamin D ist vor allem für den Calcium-Haushalt von wesentlicher Bedeutung. Bei einem Mangel kommt es zu einer verminderten Calcium-Aufnahme aus der Nahrung und zu einem Absinken des Serum-Calciums.

> Werden in Frühling, Sommer und Herbst Gesicht und Arme für etwa 15 Minuten dem Sonnenlicht ausgesetzt, ist das Auftreten eines Vitamin-D-Mangels unwahrscheinlich. Vor allem in der dunkleren Jahreszeit entwickelt jedoch ein Großteil der Menschen in Mittel- und Nordeuropa einen Vitamin D-Mangel. Besonders betroffen sind dunkelhäutige Menschen.
> Ist keine ausreichende Sonnenexposition der Haut zu erreichen, kann Vitamin D leicht als Tablette ersetzt werden.

Komplikationen

Tritt ein Vitamin D-Mangel in der Kindheit auf, kommt es zu charakteristischen Verformungen und Fehlbildungen des Skeletts (Rachitis). Beim Erwachsenen kommt es zur Osteoporose, aber auch zur Muskelschwäche. Damit steigt bei älteren Menschen vor allem das Risiko von sturzbedingten Knochenbrüchen stark an.

Da Vitamin D-Rezeptoren in praktisch allen Geweben gefunden werden, ist es erklärlich, dass ein Vitamin D-Mangel global zu gesundheitlichen Einschränkungen führen kann.

Diagnostischer Prozess

Ein Vitamin D-Mangel lässt sich laborchemisch am besten über die Messung des Vitamin-Metaboliten **25-OH-Vitamin D** im Serum nachweisen. Außerdem wird bei einem Vitamin-D-Mangel kompensatorisch das Hormon Parathormon vermehrt ausgeschüttet, um den Calcium-Spiegel im Serum aufrechtzuerhalten.

Entsprechende Untersuchungen sollten vor allem bei Patienten mit Osteoporose vorgenommen werden sowie bei älteren, eher zurückgezogen lebenden Menschen, bei denen nicht klar ist, ob sie sich ausreichend dem Sonnenlicht aussetzen oder bei Patienten, bei denen unklar ist, ob eine orale Vitamin D-Medikation zuverlässig eingenommen wird.

Vitamin A und E

Mangelzustände der fettlöslichen Vitamine A und E treten in reichen Ländern meist nur bei ernsthaften Störungen der Fettaufnahme im Darm auf, z.B. bei der zystischen Fibrose (Mukoviszidose), bei chronisch entzündlichen Darmerkrankungen sowie bei Pankreas-Erkrankungen. Nur beim Vorliegen solcher Erkrankungen ist die Messung dieser Vitamine im Serum sinnvoll.

Vitamin K

Ein Mangel an Vitamin K kann vor allem bei Störungen der Darmflora auftreten (unter anderem unter Antibiotika-Behandlung) und zu Auffälligkeiten der Blutgerinnung führen. Entsprechend basiert die Vitamin K-Mangeldiagnostik ganz auf der Gerinnungsanalytik (Quick-Test → S. 32).

> Die Messung anderer Vitamine als B_{12}, D, A, E und Folat ist nicht üblich und wird nur von wenigen Speziallabors angeboten, da Mangelzustände hierzulande sehr selten sind.

2.4 Mikrobiologie: Bakteriologie, Parasitologie, Virologie

Der menschliche Körper ist von einer enormen Zahl verschiedener Mikroorganismen besiedelt. Dabei handelt es sich um Bakterien, einzellige Pilze und zellkernhaltige Mikroorganismen. Aber auch mit Viren, den einfachsten Organismen, die keinen Stoffwechsel aufweisen und ohne Wirtsorganismus nicht existenzfähig sind, lebt der Mensch in einer Gemeinschaft. Nur ein sehr kleiner Teil der unterschiedlichen Familien von Mikroorganismen kann Erkrankungen beim Menschen auslösen.

Bereiche der Besiedelung

Von Mikroorganismen besiedelt sind im Wesentlichen die äußeren und inneren Oberflächen des Körpers, d.h. die Haut, die Schleimhäute des Magen-Darm-Traktes, des Harn- und Genital-Traktes sowie die oberen Luftwege. Normalerweise sterile, praktisch Mikroorganismen-freie Bereiche des Körpers sind z.B. Blut, Rückenmark- oder Gelenkflüssigkeit.

> Bei mikrobiologischen Untersuchungen gibt es im Gegensatz zu klinisch-chemischen Blutuntersuchungen keine Such-Tests, die mehr oder weniger symptomunabhängig, z.B. im Rahmen eines Gesundheitschecks, sinnvoll durchgeführt werden sollten. Vielmehr erfolgt die mikrobiologische Diagnostik beim Vorliegen von konkreten Infektionszeichen.

Bakteriologische Untersuchungen

Bakterielle Infektionen

Typische Anzeichen einer bakteriellen Infektion sind lokal Schwellung, Rötung, Überwärmung, Schmerzhaftigkeit sowie bei schweren Infektionen Fieber.

Häufige **bakterielle Infektionen** sind vor allem:
- Harnwegsinfektionen (Blasen- und Harnleiter, aber auch Nierenbecken-Entzündung)
- Lungenentzündung
- Rachenmandelentzündung
- Hirnhautentzündung
- Wundinfektionen
- Infektionen von Gelenkimplantaten
- Infektionen von Herzklappen

- Bauchfellentzündung nach Eingriffen im Bauchraum bzw. nach Durchbruch innerer Organe
- Blinddarmentzündung
- Entzündung von Dickdarm-Aussackungen (Divertikulitis).

Abszess

Von einem Abszess spricht man, wenn ein bakterieller Infektionsherd vom Körper durch eine Kapsel aus Entzündungszellen und Bindegewebe eingeschlossen wird. Ein Abszess kann sich z. B. bilden, wenn bei einer Operation Keime in den Bauchraum eingeschleppt wurden, die sich zwischen den Darmschlingen rasch vermehren. Dort entsteht ein Abszess (aufgrund des Ortes wird er „Schlingen-Abszess" genannt) durch Entzündungszellen, der Infektionsherd wird dabei eingekapselt. Diese Einkapselung ist eine wesentliche Abwehrfunktion des Körpers. Kann der Körper die Infektion im Bauchraum nicht abkapseln, kommt es zur diffusen Keimausbreitung und so zur lebensbedrohlichen Bauchfellentzündung (Peritonitis).

Der Abszess enthält Eiter (lat. Pus), eine Ansammlung von meist bereits abgestorbenen weißen Blutkörperchen und Bakterien.

Sepsis

Kommt es, z. B. von einem Abszess oder einer bakteriellen Lungenentzündung ausgehend, zu einer Ausstreuung von Bakterien in die Blutbahn, spricht man von einer Sepsis („Blutvergiftung"). Im Rahmen der Sepsis kann es zur Absiedlung von Erregern in die verschiedensten Gewebe kommen, die dort **wieder Abszesse** bilden. So können von einer Lungenentzündung ausgehend Abszesse in Gehirn oder Knochen auftreten. Gleichzeitig setzen die Erreger einer Sepsis **Giftstoffe** frei, die das Bild einer „Vergiftung" verursachen.

Symptomatik

Der Patient weist sehr hohes Fieber mit Schüttelfrost auf und es kann durch die Gifte (Toxine) zum Versagen verschiedener Organe kommen. Symptome sind u. a. Blutdruckabfall, Nierenversagen, Lungenversagen, Leberversagen, Versagen der Blutbildung, Bewusstlosigkeit. Wird der Infektionsherd nicht schnell beseitigt, führt eine Sepsis oft schnell zum Tod.

Therapie

Die beiden Grundprinzipien der Behandlung bakterieller Infektionen sind die Sanierung des Infektionsherdes (das bedeutet z. B. die Öffnung und Drainage eines Abszesses im Bauchraum) sowie die Behandlung mit Antibiotika (= Stoffe, die für Bakterien giftig sind, nicht jedoch für den Organismus des Patienten).

Bakterielle Infekte können zum Teil von selbst ausheilen. So bessert sich z. B. ein Harnwegsinfekt nach einigen Tagen häufig spontan. In vielen Fällen kann es jedoch zu einer raschen Ausbreitung eines bakteriellen Infektes kommen. Von einem Infekt der Blase geht so unter Umständen auch eine Nierenbeckenentzündung aus, die schließlich zur Sepsis und unbehandelt auch zum Tod führen kann.

Bakterienstämme

Bakterielle Infekte werden meist von einer einzelnen Keimart verursacht, die sich beim Infektgeschehen schnell vermehrt hat. Bakterien pflanzen sich nicht-sexuell durch Teilung fort, d.h. alle Abermillionen Bakterien eines Stammes sind genetisch identisch. Bakterien-Stämme in einem Infektionsherd lassen sich unterschiedlichen Spezies oder Arten zuordnen. Diese sind vor allem charakterisiert durch ihre Form und Anfärbbarkeit im mikroskopischen Präparat, ihre Fähigkeit, bestimmte Nährstoffe zu verwerten, oder durch die Bildung bestimmter Giftstoffe.

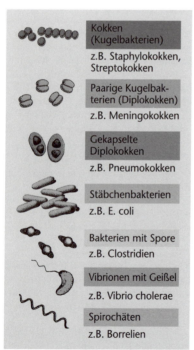

Abb. 2.11: Bakterienformen. [B109]

Einzelne *Stämme* eines Keimes können sich in bestimmten Eigenschaften unterscheiden. So bilden manche Escherichia coli (E. coli)-Stämme Giftstoffe („Pathogenitätsfaktoren"), die ein Stamm, der bei einem anderen Patienten gefunden wird, nicht bildet. Neben Infektionen mit einem bestimmten Stamm eines bestimmten Keimes gibt es in manchen Fällen auch Mischinfektionen durch unterschiedliche Keime.

Typische krankheitsverursachende (= pathogene) Keime sind:
- Escherichia coli
- Streptococcus pneumoniae
- Streptococcus pygenes
- Staphylococcus aureus
- Proteus
- Haemophilus
- Klebsiella
- Meningokokken
- Pseudomonas aeruginosa.

Die meisten Keime, die beim Menschen Erkrankungen hervorrufen können, gehören eigentlich zur „Normal-Flora" des Menschen, also zu den etwa 100 verschiedenen Keimen, die die Körperoberflächen besiedeln. Zur Erkrankung durch solche „fakultativ pathogenen" Keime kommt es bei einer Verschiebung der lokalen Abwehrsituation oder durch eine Verschleppung der Keime in Körperbereiche, die normalerweise nicht bakteriell besiedelt sind, z. B. Verschleppung von Hautkeimen in die Gelenkhöhle bei einer Kniegelenkspunktion. Nur wenige Keime sind immer krankheitserregend („obligat pathogen"), z. B. Meningokokken als Erreger von lebensbedrohlichen Hirnhautentzündungen (Meningitis).

Bakteriologische Labordiagnostik und ihre Konsequenzen für die Therapie

Der Verdacht auf einen bakteriellen Infekt kann häufig aufgrund des Beschwerdebildes geäußert werden. Typische laborchemische Befunde bei bakteriellen Infekten sind deutlich erhöhte CRP-Konzentrationen im Blut (→ S. 20) sowie eine Leukozytose (→ S. 25).

Was aber ist der Sinn der **bakteriologischen** Labordiagnostik?
- Zum einen liegt dieser darin, dass ein bakterieller Infekt überhaupt als Ursache von Symptomen eines Patienten identifiziert wird, denn hohes Fieber kann auch andere Ursachen haben, z. B. einen viralen Infekt. Werden jedoch im Blut Bakterien nachgewiesen, ist die Fieberursache meist eindeutig.
- Zum anderen ist es wichtig, den jeweils ursächlichen Keim zu identifizieren, da bestimmte Keime typische Empfindlichkeiten und Resistenzen

gegenüber der Vielzahl von Antibiotika aufweisen. Es gibt zu fast jedem Keim eine Reihe von erfahrungsgemäß gut wirksamen Antibiotika.

> Darüber hinaus ist es nach gelungener Identifikation der Spezies des ursächlichen Keims wichtig, die individuelle Empfindlichkeit des vorliegenden Stammes des Erregers gegenüber wichtigen Antibiotika zu untersuchen. Es gibt beispielsweise bei Staphylokokken typische wirksame Medikamente, die jedoch bei manchen Stämmen keine Wirkung zeigen. Man kann dieses Vorgehen sinnbildlich damit vergleichen, dass man nach der Einordnung eines Tieres als Hund (in der Bakteriologie z. B. entsprechend Escherichia coli) durchaus noch feststellen sollte, ob es sich um einen Pitbull-Terrier oder einen Pudel handelt, um dessen Gefährlichkeit beurteilen zu können (in der Bakteriologie z. B. die Frage, welche Antibiotika-Resistenzen der individuelle Escherichia coli-Stamm aufweist).

Entsprechend beinhaltet die bakteriologische Diagnostik zum einen die Identifikation des Keims und zum anderen die möglichst genaue Differenzierung einschließlich der Charakterisierung der Antibiotika-Empfindlichkeit. Solche Differenzierungen sind auch wichtig, um **Infektionsketten** in einer Klinik aufzudecken. Dabei müssen z. T. auch die Oberflächen und Geräte untersucht werden (Krankenhaushygiene).

Diagnostischer Prozess

Die bakteriologische Diagnostik hat im Prinzip drei Hauptsäulen:
- **Direkter Nachweis** von Erregern im Untersuchungsmaterial
- Züchtung/Vermehrung von Erregern aus Untersuchungsmaterialien in speziellen Kulturmedien (**kulturelle Methoden**)
- Ggf. die Erkennung einer spezifischen Immunantwort im Körper eines Patienten auf eine Infektion hin (**Serologie**).

Der direkte Nachweis

Zum Direktnachweis eines Erregers wird z. B. Abszess-Material auf einem Glas-Objektträger verstrichen, über einer Flamme fixiert und dann nach bestimmten Vorschriften angefärbt.

> Die wichtigste Färbetechnik wird nach ihrem Erfinder als **Gram-Färbung** bezeichnet. Ein Teil der für den Menschen gefährlichen Keime färben sich dabei rot an und werden als „gram-negativ" bezeichnet, während sich andere Keime dunkelblau anfärben und als „gram-positiv" bezeichnet werden.

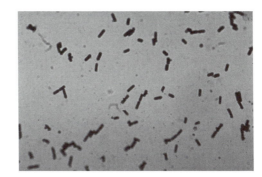

Abb. 2.12: Gram-Präparat: gram-positive Stäbchenbakterien. [U150]

Neben der Anfärbbarkeit wird im Mikroskop die Form der Bakterien beschrieben: Kugel- bis semmelförmige Keime werden als **Kokken** bezeichnet und von stäbchenförmigen Erregern unterschieden. Entsprechend kann unterschieden werden zwischen
- Gram-positiven Kokken
- Gram-negativen Kokken
- Gram-positiven Stäbchenbakterien
- Gram-negativen Stäbchenbakterien.

Mit diesem Grobraster kann vielfach bereits relativ sicher vorhergesagt werden, um welchen Keim es sich handeln könnte, vor allem wenn weitere Formcharakteristika beurteilt werden, z. B. feine, eher fadenförmige gramnegative Stäbchen oder plumpe gramnegative Stäbchen.

Auf die **Verdachtsdiagnose** hin, die durch den Direktnachweis von Bakterien gestellt wird, kann in vielen Fällen schon ein Antibiotikum ausgewählt werden, das mit großer Wahrscheinlichkeit wirksam ist, noch bevor die

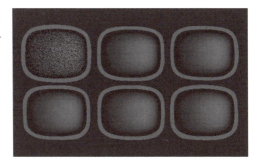

Abb. 2.13: Mikrobiologischer Schnelltest: Latex-Agglutinationstest auf Meningokokken; oben links positiver Befund (Verklumpung von Latexpartikeln). [U150]

relativ zeitaufwändige kulturelle Diagnostik definitive Ergebnisse erbracht hat. Allerdings ist der Direktnachweis von Bakterien nur bei einer recht hohen Keimzahl und damit relativ selten möglich. Verschiedene Schnelltests können mittlerweile durch Reaktionen auf Objektträgern neben der Mikroskopie ebenfalls nützliche Resultate liefern, bevor kulturelle Ergebnisse vorliegen (besonders Streptokokken-Schnelltest für Rachenabstrich-Material und Schnelltest für die Untersuchung von Liquor beim Verdacht auf die Hirnhautentzündung → Abb. 2.13).

Kulturelle Methode

Bei der kulturellen bakteriologischen Diagnostik wird das Untersuchungsmaterial (z.B. Abstrichtupfer) auf Kulturplatten aufgebracht. Das sind Kunststoffschalen von etwa 10 cm Durchmesser, die etwa 5 mm hoch mit einem Gel gefüllt sind. Dieses Gel beinhaltet sehr genau definierte Gehalte an Nährstoffen sowie zum Teil Indikator-Substanzen und bestimmte Hemmstoffe. Beim Auftragen des Untersuchungsmaterials („Ausstreichen") wird grundsätzlich versucht, das Material „auszuziehen", so dass am Ende eines Ausstrich-Zuges die unsichtbar kleinen Bakterienzellen einzeln, mit minimalem Abstand zueinander liegen. Zum Ausziehen werden Ösen verwendet, die jeweils vor Verwendung über einem Bunsenbrenner ausgeglüht werden. Die so „beimpften" Platten werden anschließend in einem Brutschrank für etwa 12 Stunden bei genau 37 °C bebrütet (**Inkubation**).

- Ist der gegebene **Nährboden** für die vorliegenden Keime geeignet, kommt es während dieser Inkubation zum Wachstum der Erreger. Aus einem einzeln liegenden Keim wird typischerweise eine – mit dem Auge erkennbare bis stecknadelkopf-große – Kolonie von identischen, durch Teilung entstandenen Keimen.
- Sind im untersuchten Material keine Keime enthalten, weist die Platte nach der Inkubation keine sichtbaren Änderungen auf.
- Zum Teil wächst aus einem Untersuchungsmaterial nur ein Keim an, was daran erkennbar ist, dass alle Kolonien sich nur in der Größe unterscheiden, jedoch ansonsten gleich aussehen.
- Beurteilt wird bei der Beschreibung einer Kolonie deren Farbe, die Oberflächenbeschaffenheit (z.B. matt oder glänzend), die Form (z.B. eine zentrale Vertiefung) und die Randform (scharf begrenzt oder gelappt).
- Bestimmte Keime weisen auch einen typischen Geruch auf.
- In vielen Fällen ist die Platte von mehreren unterschiedlichen Keimen bewachsen, vor allem bei der Untersuchung nicht primär steriler Untersuchungsmaterialien mit Normalflora (z.B. Rachenabstrich) sowie bei Mischinfektionen.

Für unterschiedliche Untersuchungsmaterialien werden – entsprechend dem erfahrungsgemäß zu erwartendem Keimspektrum – mehrere unter-

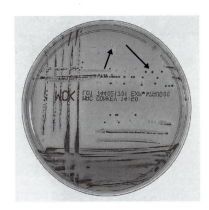

Abb. 2.14: Bakterien Kulturschale. Die Pfeile deuten auf die unterschiedlichen Keime hin. [U150]

schiedliche Plattentypen beimpft, die vor allem unterschiedliche Hemmstoffe gegen Normalflora enthalten. Die Inkubation erfolgt zum Teil unter Luftabschluss, um entsprechende „anaerobe" Keime zu entdecken. Neben Platten als festen Kulturmedien finden auch flüssige Kulturmedien Verwendung. Bakterielles Wachstum äußert sich nach der Inkubation in einer Trübung des Kulturmediums. In diesem Fall wird ein Tropfen der Kulturflüssigkeit auf einer Kulturplatte ausgestrichen, um nach einer weiteren Inkubation schließlich Einzelkolonien zu erhalten, die identifiziert werden können.

Keimidentifikation

Wie erfolgt die Identifizierung des Keims einer Einzelkolonie? Erste wichtige Hinweise gibt dem erfahrenen Diagnostiker das Erscheinungsbild der Kolonien (→ oben). Der zweite Schritt ist die Anfertigung eines Kultur-Präparates für die Mikroskopie. Hierzu wird mit einer Öse ein kleiner Partikel von einer Einzelkolonie auf einen Glasobjektträger aufgebracht und verteilt. Nach Fixation in der Flamme wird das Präparat „nach Gram" angefärbt. „Gram-Verhalten" (gram-positiv bzw. gram-negativ) und die Form (Stäbchen oder Kokke) erlaubt eine weitere Einordnung des Keims entsprechend dem Vorgehen bei einem Direktpräparat.

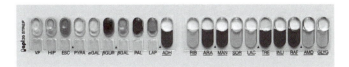

Abb. 2.15: „Bunte Reihe" zur biochemischen Keimdifferenzierung. [U150]

Der nächste Schritt ist die biochemische Charakterisierung des Keims. Dazu wird eine kleine Menge des Koloniematerials von der Platte abgenommen und in ein Differenzierungssystem mit mehreren Kammern eingebracht. Diese Kammern erhalten definierte Nährstoffe, die nur bestimmten Keimen das Wachstum ermöglichen. Wachstum wird durch pH-Änderung und eine Farbreaktion angezeigt („Bunte Reihe" → Abb. 2.15). Das Muster der Nährstoffe, bei denen ein Keim Wachstum zeigt, wird mit Tabellen verglichen, was meist die endgültige Identifikation des Keims erlaubt, z. B. Proteus mirabilis.

Antibiotika-Empfindlichkeitsmuster

Ein wichtiger weiterer Schritt in der Charakterisierung eines angezüchteten Keims ist die Untersuchung der Antibiotika-Empfindlichkeit. Dazu wird eine kleine Menge des Koloniematerials verdünnt und flächenhaft auf eine weitere Kulturplatte ausgebreitet. Darauf werden Papierplättchen aufgelegt, die mit klinisch wichtigen Antibiotika getränkt sind. Die Platte wird wiederum für etwa zwölf Stunden bebrütet.

Ist ein Keim gegen das jeweilige Antibiotikum empfindlich, entsteht während der Inkubation um das betreffende Antibiotikum-Plättchen herum ein **Hemmhof,** während wiederum darum herum ein dichter Bakterienrasen wächst. Ist der betreffende Keim gegen ein Antibiotikum unempfindlich, wird kein oder ein nur sehr kleiner Hemmhof um das Antibiotikum-Plättchen gefunden (→ Abb. 2.16). Das Ergebnis wird Antibiogramm genannt.

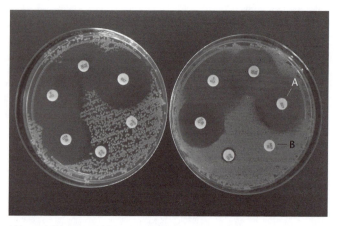

Abb. 2.16: Resistenz-Platte. Der Keim ist empfindlich gegen Antibiotikum A und resistent gegen Antibiotikum B. [U150]

Dauer der Untersuchung

Vom Eingang der Probe ins bakteriologische Labor bis zur Erstellung eines Endbefundes, der alle Einzelbeobachtungen integriert (Mikroskopie, Erscheinungsbild des Wachstums auf verschiedenen Kulturplatten, biochemisches Verhalten, Antibiogramm), vergehen durch die notwendigen Inkubationszeiten normalerweise mindestens 48 Stunden. Im Allgemeinen werden vorher Zwischenbefunde erstellt, z. B. sobald das „Gram-Verhalten" eines Keims identifiziert ist. Ein solcher Zwischenbefund ist häufig wichtig für die Optimierung einer bereits auf Verdacht hin begonnenen Antibiotika-Behandlung.

Unterscheidungsmerkmal Sterilität

In der mikrobiologischen Diagnostik wird zwischen primär sterilen (= keimfreien) Materialien (z. B. Blut, Rückenmarkflüssigkeit, Gelenkpunktat) und primär nicht sterilen Materialien (z. B. Wundabstriche, Rachenabstriche, Auswurf, Stuhl) unterschieden. Die Bewertung von bakteriologischen Kulturergebnissen solcher primär nicht steriler Materialien ist meist sehr problematisch. So ist oft nicht klar, ob ein Keim, der z. B. aus einem Wundabstrich Wachstum zeigt, auch tatsächlich für den Wundinfekt verantwortlich ist, oder ob er einen harmlosen Nebenbefund darstellt.
Dagegen sind kulturelle Befunde aus primär sterilen Materialien eher klar zu bewerten. Immer jedoch muss bei bakteriellem Wachstum aus solchen Materialien auch an das Vorliegen einer Kontamination gedacht werden, also an die Einschleppung der Keime nach der Entnahme außerhalb des Körpers, z. B. durch unzureichende Haut-Desinfektion vor der Entnahme von Blutkulturen.

Nosokomiale und ambulant erworbene Infektionen

Wesentlich für die mikrobiologische Diagnostik ist die Frage, wo eine Infektion erworben worden ist. Besonders gravierende Infekte sind häufig diejenigen, die in einer Klinik erworben wurden („nosokomiale" Infektionen). Typische nosokomiale Infektionen, die z. B. nach einer Operation auftreten, sind Lungenentzündungen (vor allem unter künstlicher Beatmung), Harnwegsinfekte (vor allem bei Katheterisierung), Infekte an den Eintrittstellen von Gefäßzugängen (Katheterinfektionen) sowie Wundinfekte. Die Räume von Kliniken sind häufig mit Keimen besiedelt, die gegen viele Antibiotika unempfindlich (resistent) geworden sind. Bei „ambulant" (also außerhalb von Kliniken) erworbenen Infektionen (wie die Lungenentzündung eines älteren Menschen in den Wintermonaten) ist die Resistenzlage meist weniger problematisch.

Empirische Therapie

In den meisten Fällen wird eine antibiotische Behandlung mit einem oder mehreren der verfügbaren Stoffe bei ernsthaft bestehendem klinischem Verdacht auf eine bakterielle Infektion begonnen, bevor mikrobiologische Befunde vorliegen. Man spricht von einer empirischen Therapie, bei der Präparate eingesetzt werden, die erfahrungsgemäß gegen fast alle relevanten Keime wirksam sind. Treffen die mikrobiologischen Befunde ein, ergibt sich häufig die Möglichkeit, ein besonders gut wirksames Präparat zu verwenden und die Therapie entsprechend umzustellen oder zu begrenzen (Antibiogramm-gerechte Therapie). Dabei sollten Antibiotika verwendet werden, die den ursächlichen Keim besonders gut „treffen". Hierdurch kann das Auftreten von Resistenzen, also das unempfindlich Werden von Keimen unter Antibiotikatherapie, zu einem gewissen Teil reduziert werden.

Urinkultur

Harnwegsinfekte

Harnwegsinfekte gehören zu den häufigsten Krankheitsbildern der Medizin. Die Diagnose kann meist klinisch gestellt werden (Brennen beim Wasserlassen) und durch den einfachen Nachweis von Blutzellen und Leukozyten mit Streifenschnelltests (→ S. 39). Die Behandlung erfolgt bei unkomplizierten Infekten meist mit Standard-Antibiotika ohne spezifische mikrobiologische Diagnostik. Diese wird normalerweise erst bei wiederholt auftretenden und schlecht auf Therapie ansprechenden Infekten vorgenommen sowie bei Abwehrgeschwächten oder Schwangeren, um in diesen Fällen anhand des Antibiogramms eine sicher „passende" Antibiotikatherapie auswählen zu können.

Für die Urinkultur – als die wohl häufigste mikrobiologische Untersuchung – gibt es Eintauchmedien (→ Abb. 2.17). Alternativ wird eine bestimmte Menge Urin auf eine Kulturplatte aufgebracht und ausgepatelt. Da Urin (auch bei Gewinnung des „Mittelstrahlurins") kaum steril zu gewinnen ist („steriler" Urin kann nur mittels einer Katheterisierung gewonnen werden), wird fast immer bakterielles Wachstum gefunden und bei der Beurteilung des Befundes ist immer die Keimdichte zu berücksichtigen. Entsprechend differenziert ist der mikrobiologische Endbefund zu kommentieren.

Blutkultur

Bei der Blutkultur handelt es sich um eine sehr häufige Untersuchung im klinischen Bereich. Sie wird meistens durchgeführt, wenn ein Patient starkes Fieber entwickelt.

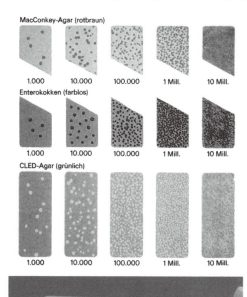

Abb. 2.17: Eintauchmedium für Urinkultur. [U136, K183]

> **Fieber**
> Fieber kann neben einer bakteriellen Infektion, bei der es zu einer Keimausschwemmung in die Blutbahn kommt, vielfältige andere Ursachen haben, so z.B. Virusinfekte, Arzneimittelreaktionen, Transfusionsreaktionen, Resorption von Hämatomen, Flüssigkeitsmangel oder Reizungen des zentralen Nervensystems. Deuten die klinischen Befunde bei einem anfiebernden Patienten auf eine bakterielle Infektion hin, muss diese im Allgemeinen rasch antibiotisch behandelt werden und zwar mit einem in der gegebenen Situation erfahrungsgemäß mit hoher Wahrscheinlichkeit wirksamen Präparat (empirische Therapie).

Unbedingt **vor Beginn** der antibiotischen Behandlung muss jedoch Blut für das Anlegen einer Blutkultur gewonnen werden.

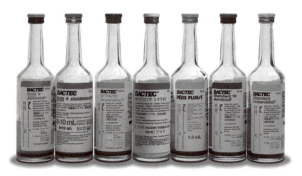

Abb. 2.18: BD BACTEC TM Blutkulturflaschen. [V342]

Lassen sich in der Blutkultur des Patienten die für das Fieber verantwortlichen Keime anzüchten, erlaubt dies, deren Antibiotika-Empfindlichkeit zu testen. So kann die Behandlung im Verlauf auf ein wirksameres oder aus anderen Gründen günstigeres Präparat umgestellt werden.

Diagnostischer Prozess

Blut für eine Blutkultur wird unter streng sterilen Bedingungen abgenommen und bereits direkt am Patientenbett in spezielle Kulturflaschen injiziert. Diese Flaschen müssen unter **Einhaltung** einer **Temperatur von 37°** ins Labor transportiert werden. Mit speziellen Analysesystemen wird im Labor laufend getestet, ob eine Gasbildung in den Flaschen auf ein bakterielles Wachstum hindeutet. In diesem Fall wird zur Keimidentifizierung ein mikroskopisches Präparat des Kulturmediums hergestellt und das Medium auf Kulturplatten ausgestrichen.

Es ist zu beachten, dass eine „negative" Blutkultur einen bakteriellen Infekt als Fieberursache keineswegs ausschließt. In relativ vielen Fällen einer klinisch eindeutigen bakteriellen Infektion als Fieberursache lässt sich mit der Blutkultur kein Keim nachweisen. Das heißt, dass die Sensitivität der Methodik begrenzt ist, vor allem da viele Keime sehr empfindlich gegenüber bereits geringen Temperaturschwankungen sind.

Andererseits können Keimeinschleppungen bei der Probengewinnung zu falsch positiven Resultaten führen.

Stuhlkultur

Für das Anlegen einer Stuhlkultur gibt es nur relativ wenige Indikationen. Die meisten Durchfallerkrankungen sind viral bedingt und einer direkten

Diagnostik meist nicht sinnvoll zugänglich. Die Verfahren der Stuhlkultur sind darauf ausgerichtet, Infektionen mit Salmonellen, Shigellen, Campylobacter oder Yersinien nachzuweisen. Ziel ist es dabei vor allem, Infektketten aufzudecken oder zu verhindern. So dürfen Menschen, die Salmonellen mit dem Stuhl ausscheiden, nicht in Lebensmittelbereichen arbeiten. Auch beim Nachweis der genannten Infektionen erfolgt im Allgemeinen keine antibiotische, sondern eine „symptomatische" Behandlung. Bei Durchfällen kann es sinnvoll sein, nach Wurmbefall sowie nach Infektionen mit Parasiten (vor allem Amöben) zu suchen. Dafür werden mit komplexen Techniken mikroskopische Präparate angefertigt.

Clostridien
Kommt es bei einer Antibiotikatherapie zu Durchfällen, kann dies auf einer gefährlichen Überwucherung des Darms mit Clostridien beruhen, die spezifisch behandelt werden muss. Zum Nachweis einer solchen Clostridien-Colitis erfolgt der immunchemische Nachweis eines spezifischen Clostridien-Toxins im Stuhl.

Wundabstriche

Abstriche werden vor allem bei schlecht heilenden Wunden vorgenommen. Die Ergebnisse sind oft schwer zu interpretieren, da meist Keime der Normalflora anwachsen und grundsätzlich unklar ist, ob ein nachweisbarer Keim auch tatsächlich die Wundheilungsstörung verursacht, oder ob dies auf einem Keim beruht, der sich nicht anzüchten lassen hat.

Intraoperativer Abstrich

Während Operationen werden häufig Abstriche aus dem Operationsgebiet abgenommen, deren Beurteilung einfacher ist. Kann man beispielsweise nach der Perforation einer Gallenblase aus einem Abstrich, der im Gallenblasenbett genommen wurde, Escherichia coli nachweisen und entwickelt der Patient im Verlauf Fieber, so ist mit einiger Wahrscheinlichkeit anzunehmen, dass der nachgewiesene Keim auch für die Komplikation verantwortlich ist. Die Antibiotikabehandlung kann dann auf das Antibiogramm abgestimmt werden.

Drainageflüssigkeiten

Die Untersuchung von Drainage-Flüssigkeiten ergibt ebenfalls eher relevante Ergebnisse als Abstriche oberflächlicher Hautwunden. Entwickelt beispielsweise ein Patient Fieber, bei dem abdominelle Drainagen nach einer Operation im Bauchraum liegen und lassen sich in der Drainageflüssigkeit im mikroskopischen Präparat massenhaft gleichförmige Keime nach-

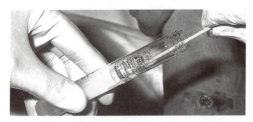

Abb. 2.19: Abstrichtupfer. [K183]

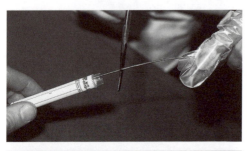

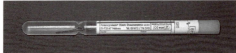

Abb. 2.20: Katheterspitze in der Nährlösung. [M161]

weisen, so wird die Komplikation vermutlich durch diese Keime verursacht. Diese lassen sich kulturell dann weiter charakterisieren.

Die Spitzen entfernter Drainagen oder entfernter Gefäßkatheter werden auch häufig zur mikrobiologischen Diagnostik eingesandt, vor allem wenn entsprechende Fremdmaterialien beim Patienten mit Infektzeichen entfernt wurden. Zu diesem Zweck werden die Materialien in sterile, neutrale Gefäße eingebracht und möglichst rasch zur Verarbeitung ins Labor gebracht.

Liquorkultur

Die bakterielle Hirnhautentzündung (Meningitis) ist ein äußerst ernstes und lebensbedrohliches Krankheitsbild, besonders in der Kinderheilkunde. Schon bei einem relativ vagen Verdacht auf das Vorliegen einer bakteriellen Meningitis muss eine Punktion des Rückenmarkskanals erfolgen, um so Liquor zu gewinnen. Werden im Untersuchungsmaterial Entzündungszellen in einer bestimmten Art und Anzahl gefunden, spricht dies für eine Meningitis. In schweren Fällen kann auch der direkte mikroskopische

Nachweis von Bakterien im Liquor möglich sein oder ein nichtkultureller Schalltest für mögliche Erreger (vor allem Meningokokken-Schnelltest).
Am empfindlichsten für den Nachweis einer bakteriellen Meningitis ist jedoch die Inkubation von Liquor in Blutkulturflaschen. Aufgrund der Bedrohlichkeit des Krankheitsbildes darf aber bei ernsthaftem Verdacht mit dem Beginn der Antibiotika-Gabe keinesfalls auf die mikrobiologischen Resultate gewartet werden.

Rachenabstrich

Ein Rachenabstrich wird meist durchgeführt, wenn eine Infektion mit β-hämolysierenden Streptokokken möglich erscheint. In der Folge einer solchen Streptokokken-Angina kann es zu immunvermittelten Folgekrankheiten kommen, die unter anderem zu bleibenden Herzklappenschäden führen können. Nur beim Nachweis dieser Keime sollte eine Angina antibiotisch behandelt werden. Eine sehr große Zahl von Keimen der Normalflora wird bei Rachenabstrichen immer kultiviert. Inzwischen wird in der Pädiatrie relativ häufig ein immunologischer Schnelltest auf das Vorliegen von Streptokokken durchgeführt, der die kulturelle Diagnostik ersetzt.

Sputumkultur, Trachealsekret, Atemwegsmaterialien

Atemwegsmaterialien werden häufig bei Patienten mit fieberhaften Atemwegsinfektionen oder Lungenentzündungen gewonnen, vor allem wenn diese unter maschineller Beatmung auftreten. Auch diese Materialien sind typischerweise von vielen Keimen der Normalflora besiedelt. Aussagekräftig ist vor allem Material aus den „tiefen" Atemwegen, also tatsächlicher Auswurf oder beim endotrachealen Absaugen gewonnenes Sekret. Wird nur Speichel gewonnen, ist keine sinnvolle Diagnostik möglich.
Besonders wichtig bei der Beurteilung von Materialien aus den Atemwegen ist der mikroskopische Befund. Dominieren dort beispielsweise gramnegative Keime und lassen sich in der Kultur Klebsiellen nachweisen, spricht dies bei einem entsprechend disponierten Patienten z.B. für eine Klebsiellen-Pneumonie. Lassen sich im mikroskopischen Präparat aber nur vereinzelt gram-negative Stäbchen nachweisen, aber zahlreiche Mundepithelien, wäre der kulturelle Klebsiellen-Nachweis eher mit einer Kontamination zu vereinbaren.

Urethralabstrich und Vaginalabstrich

Proben aus dem Bereich der vorderen Harnröhre werden vor allem bei dem Verdacht auf das Vorliegen sexuell übertragbarer Erkrankungen, durchgeführt, z.B. Gonorrhö, Chlamydien- oder Mykoplasmen-Infektionen, Trichomonaden-Besiedelung).

Diese Keime sind häufig sehr empfindlich. Ein möglichst rascher Probentransport ist wichtig. Bei der Bewertung ist wiederum das mikroskopische Präparat besonders bedeutend und die Beurteilung der Befunde wird durch die Normalflora erschwert.

Benötigte Informationen des Labors

Fragestellung

Bei Einsendungen zu den mikrobiologischen Untersuchungen sind eine möglichst detaillierte Angabe der Fragestellung und eine gute Charakterisierung des Untersuchungsmaterials notwendig. Aus der klinischen Verdachtsdiagnose ergibt sich zum Teil die analytische Aufarbeitung, z. B. die Auswahl der Kulturplatten. Dies unterscheidet sich deutlich von dem klinisch-chemischen Bereich der Labormedizin. Schon vor der Probenentnahme sollte bei allen Zweifelsfällen Kontakt mit dem Labor aufgenommen werden.

Bestehende Antibiotikatherapie

Grundsätzlich ist eine mikrobiologische Diagnostik kaum sinnvoll durchzuführen, wenn der Patient zum Zeitpunkt der Probengewinnung unter einer Antibiotikatherapie steht, da dann Kulturen meist nicht anwachsen (von Direktnachweisen wie der Gramfärbung abgesehen). Entsprechend ist die Mitteilung einer aktuellen Antibiotikabehandlung für das Labor wesentlich. Vor Beginn der Antibiotikabehandlung sollte an die Probengewinnung gedacht werden.

Komplexe Interpretation

Die Interpretation von mikrobiologischen Laborbefunden ist häufig sehr komplex und eine möglichst genaue Kenntnis des individuellen Falls ist für die schlüssige Beurteilung der Einzelbefunde oft notwendig. Dies kann nur durch die enge Kooperation von Laborarzt und Einsender erreicht werden. Im Allgemeinen beinhaltet ein mikrobiologischer Laborbefund eine individuelle Bewertung der Resultate und unterscheidet sich damit von den meisten klinisch-chemischen Befunden.

Im klinischen Bereich ist beispielsweise die Beteiligung von Laborärzten oder Mikrobiologen an klinischen Visiten vor allem auf Intensivstationen relativ weit verbreitet und sinnvoll.

Erfassung der Immunantwort

Es ist wichtig zu beachten, dass eine Reihe bakterieller Erreger auf oder in Kulturmedien schlecht oder gar nicht anzüchtbar sind. In solchen Fällen kann die Erfassung der Immunantwort, die eine Infektion mit diesen Erregern hervorruft, von besonderer Bedeutung sein (**Serologie**). Dies betrifft z. B. Lungenentzündungen mit Legionellen oder die von Zecken übertragene Borreliose. Für die entsprechende Diagnostik muss Serum eingesandt werden, typischerweise mehrfach im Krankheitsverlauf. So deutet insbesondere ein Anstieg der Konzentration erregerspezifischer Antikörper im Verlauf auf eine Infektion hin.

Tuberkulose

Die Erreger der **Tuberkulose** lassen sich ebenfalls nur schwer anzüchten. Wachstum auf Spezialmedien wird typischerweise erst nach sehr langen Inkubationszeiten beobachtet. In der Tuberkulosediagnostik kann eine Reaktion der Haut auf Erregerproteine eine bestimmte Rolle spielen („Tine-Test"). Die Resultate sind aber vorsichtig und unter Berücksichtigung der jeweiligen Immunitätslage zu interpretieren. Bei abwehrgeschwächten („anergenen") Patienten mit Tbc-Infektion kann es zu falsch negativen Resultaten kommen.

Pilzinfektionen

Oberflächliche Infektionen der Haut durch Pilze sind außerordentlich häufig, z. B. „Fußpilz". Eine mikrobiologische Diagnostik erfolgt nur ausnahmsweise. Mundschleimhaut, Dickdarm und Urogenitaltrakt sind häufig von Hefepilzen „kolonisiert" (vor allem Candida albicans), was zunächst keinen Krankheitswert besitzt. In bestimmten Situationen kann es zur starken Vermehrung mit lokalen Krankheitssymptomen kommen, z. B. Mundsoor bei Diabetikern. Auch dann erfolgt meist keine Labordiagnostik.
Bei stark abwehrgeschwächten Patienten, z. B. unter Chemotherapie, sind Pilzinfektionen vor allem durch den Schimmelpilz Aspergillus extrem gefährlich. Wird mit Pilzinfektionen gerechnet, finden besondere Kulturmethoden oder auch Antigen-Nachweise Anwendung.

> Entsprechend ist die Fragestellung der Untersuchung vom Einsender bei Verdacht auf invasive Pilzinfektionen möglichst detailliert mitzuteilen. Besonders schwierig ist die Bewertung der Befunde, da gerade Schimmelpilze auch „Umgebungskeime" sind, die die Kulturmedien über die Luft kontaminiert haben können.

Parasiteninfektionen

Parasiten unterscheiden sich von Bakterien durch das Vorhandensein eines Zellkerns, es handelt sich also um etwas „höhere" Organismen. Von medizinischer Bedeutung sind sowohl Einzeller (z. B. Malaria-Erreger) als auch Vielzeller (z. B. Bandwürmer). Die Häufigkeit von parasitären Erkrankungen unterscheidet sich zwischen den Klimazonen erheblich.

Europa

In **Europa** sind vor allem unterschiedliche Formen des Wurmbefalls des Darms von Relevanz, ebenso der Trichomonaden-Befall der Genitalschleimhäute, die Toxoplasmose sowie Hunde- und Fuchsbandwürmer, die beim Menschen schwere Infektionen unterschiedlicher Organe verursachen können.

Tropische Regionen

In tropischen Regionen sind unterschiedliche Parasitosen sehr häufig. Entsprechend erkranken viele Mitteleuropäer durch Auslandsreisen an Parasitosen. Dies gilt besonders für die Malaria, die lebensbedrohlich verlaufen kann, und für Leishmaniase und Bilharziose.

> **Malaria**
> Leitsymptom ist schubweise auftretendes Fieber nach Aufenthalt in gefährdeten Gebieten. Diagnostisch wegweisend ist der mikrobiologische Nachweis von Erregern im Blutausstrich sowie mittlerweile ein immunologischer Direktnachweis der Erreger im Blut als Schnelltest. Die entsprechende Diagnostik muss von allen medizinischen Akutversorgungseinrichtungen vorgehalten werden.

Ansonsten wird die differenzierte Parasitendiagnostik (abgesehen vom Nachweis von Wurmeiern im Stuhl) meist von spezialisierten tropenmedizinischen Instituten angeboten.

Virologische Diagnostik

Virus-Infektionen sind sehr häufig. Grippale Infekte betreffen beinahe jeden Menschen jedes Jahr. Die meisten dieser Infektionen verlaufen gutartig mit hoher Selbstheilungstendenz, meist ohne Behandlungsbedarf oder sogar oft unbemerkt, ohne Beschwerden zu verursachen. Nur relativ wenige Virusinfekte bedürfen labormedizinischer Untersuchungen. Dies sind vor allem Hepatitis, Röteln, HIV, Cytomegalie-Virusinfektion und verschiedene Herpes-Formen.

Untersuchungsverfahren

Während in der Bakteriologie überwiegend Untersuchungsverfahren eingesetzt werden, die auf einen direkten Nachweis der jeweiligen Erreger abzielen (Mikroskopie, Kultur, Antigen-Nachweis), ist ein solches direktes Vorgehen in der virologischen Labordiagnostik nur in wenigen Ausnahmen möglich. Überwiegend beruht die virologische Diagnostik darauf, dass die Immunantwort eines Patienten auf einen möglichen Virusinfekt charakterisiert wird (**Serologie**). Dies ist der Fall, weil Viren keinen eigenen Stoffwechsel besitzen und nur innerhalb ganz bestimmter Zellen lebens- und vermehrungsfähig sind. Entsprechend sind Virus-Kulturen extrem schwierig und finden nur in ganz seltenen Fällen Anwendung.

Mit der Technik der PCR (Polymerase-Kettenreaktion) kann in manchen Fällen virales Erbgut (DNA, RNA) direkt in Untersuchungsmaterialien nachgewiesen werden. Diese recht junge Technik wird bislang jedoch nur bei relativ wenigen Fragestellungen verwendet.

Serologie

Bei Untersuchungen der Serologie werden isolierte und gereinigte Virusbestandteile aus einer Virus-Kultur auf einer Oberfläche fixiert und mit Patientenserum inkubiert. In einem zweiten Schritt wird versucht, festzustellen, ob sich Patientenantikörper an die Virenbestandteile gebunden haben. Ist dies der Fall, spricht das dafür, dass der Patient eine Infektion mit dem jeweiligen Virus durchmacht oder durchgemacht hat.

Die Antikörper des Menschen lassen sich in unterschiedliche Klassen einteilen, insbesondere in die Klassen Immunglobulin G (IgG) bzw. Immunglobulin M (IgM). Bei einer „frischen" Infektion werden zunächst IgM gebildet, die spezifisch für den betreffenden viralen Erreger sind. Erst später wird entsprechendes IgG gebildet. Aus dem Konzentrations-Verhältnis von erregerspezifischem IgM zu IgG sowie über wiederholte Untersuchungen innerhalb mehrerer Wochen kann zum Teil eine Aussage über das Stadium einer Virus-Infektion gemacht werden.

Titer

Ein Begriff, der in der serologischen Diagnostik wichtig ist, ist der **„Titer"**. Serologische Untersuchungen sind überwiegend halb-quantitative Untersuchungen. Eine Reaktion, z. B. eine Verklumpung (Agglutination) von Testzellen, wird mit „positiv" oder „negativ" bewertet. Klassischerweise wird Patientenserum in serologische Tests in unterschiedlichen Verdünnungsstufen eingesetzt. Diese werden als Titer-Stufen bezeichnet. Findet eine Testreaktion noch trotz hochgradiger Verdünnung des Patientenserums statt (z. B. 1 zu 2048 verdünnt), liegt vermutlich eine hohe Zahl spezifischer Antikörper im Patientenblut vor. Es hat eine intensive Immunreaktion stattgefunden und der Patient weist einen „hohen Titer" bezüglich eines Erregers auf. Zum Teil werden Resultate serologischer Tests in solchen Titern angegeben (z. B. 1:2048) oder neuerdings auch in „willkürlichen" Einheiten („U", für Unit, Einheit).

In der virologischen Serologie stehen zumeist Suchtests zur Verfügung, die eine hohe Sensitivität aufweisen, und Bestätigungs- und Anschluss-Tests, die bei einem positiven Suchresultat nachgezogen werden können.

Die am häufigsten durchgeführten virus-serologischen Untersuchungen betreffen die Röteln im Rahmen der Schwangerschaftsvorsorge, virale Leberentzündungen (Hepatitis A, B oder C) sowie mögliche HIV-Infektionen. Eine große Zahl weiterer Untersuchungen ist nur unter speziellen Fragestellungen relevant, z. B. die Herpes-Serologie bei neurologischen Auffälligkeiten oder die Cytomegalie-Virus (CMV)-Diagnostik bei immunsupprimierten Patienten.

Virus-serologische Resultate sind im Allgemeinen komplex zu bewerten. Entsprechende Befunde beinhalten daher normalerweise eine individuelle Interpretation, die z. B. auch Informationen zur Sicherheit der Aussage und zu einer möglichen Infektiosität des Patienten aufweist. Wichtig ist daher die möglichst detaillierte Darstellung des jeweiligen Falls auf dem Einsendeschein als Beurteilungsgrundlage.

2.5 Transfusionsmedizin

Transfusionsmedizin als eigenes Fach
Die Transfusionsmedizin stellt in Deutschland ein eigenes Fach dar. Transfusionsmedizinische Untersuchungen werden jedoch auch von Laborärzten und spezialisierten Ärzten anderer Disziplinen durchgeführt. Zur speziellen Transfusionsmedizin gehören auch Laboruntersuchungen, die z. B. durchgeführt werden, wenn – unabhängig von Transfusionen – bei einem Patienten Auto-Antikörper gegen Blutzellen vermutet werden (Immunhämatologie). Entsprechende Untersuchungen sind insbesondere dann indiziert, wenn konventionelle Laboruntersuchungen auf eine Hämolyse hindeuten, z. B. Anämie, erhöhtes Bilirubin, erhöhte Transaminasen, verringertes Haptoglobin, erhöhte Retikulozytenzahlen.

Die Transfusion von **Blutpräparaten** – besonders von Erythrozytenkonzentraten – ist eine häufig notwendige Behandlungsmaßnahme. Im Rahmen von Operationen oder bei schweren Verletzungen kann es zu hohen Blutverlusten kommen, die ab einer gewissen Grenze zur Transfusion von Blutprodukten zwingen. Häufig besteht jedoch auch bei Tumorkranken eine hochgradige Anämie und Transfusionen können das Befinden der Patienten oft deutlich verbessern.

Erythrozytenkonzentrate und andere Blutprodukte werden meist nicht im Labor einer Klinik hergestellt, sondern von unterschiedlichen Blutspendediensten, z. B. Rotes Kreuz, Städtische Blutspendedienste. Diese Dienste rekrutieren die Spender, führen in deren Blutproben alle wichtigen infektionsserologischen Untersuchungen durch (insbesondere HIV- und Hepatitis-Serologie), bereiten die Blutspenden auf (Trennen von Erythrozyten und Plasma, Waschen der Erythrozyten) und charakterisieren die Blutgruppeneigenschaften des Spenders.

Blutdepots

In den einzelnen Kliniken bestehen Blutdepots, die von den Blutspendediensten Blutprodukte kaufen können, um so einen Vorrat aufrechtzuerhalten. Dabei gibt es unterschiedliche Haltbarkeiten, z. B.
- Erythrozytenkonzentrate sind etwa 60 Tage haltbar
- Blutplasma kann tief gefroren werden und ist dann einige Monate haltbar.

Blutdepots werden nur in sehr großen Kliniken von eigenen transfusionsmedizinischen Instituten geführt. In kleineren Häusern sind Blutdepots zum Teil dem jeweiligen Zentrallabor angegliedert oder werden auch häufig von den jeweiligen Anästhesie-Abteilungen betrieben. Die Blutdepots führen bei Proben potentieller Transfusionsempfänger aus der Klinik die Blutgruppenbestimmung und den Antikörpersuchtest durch. Aus dem Bestand suchen die Angehörigen der Blutdepots zu der Blutgruppe des Empfängers passende Erythrozytenkonzentrate aus und stellen diese entweder direkt oder auf Abruf durch die Stationen zur Transfusion bereit. Die angemessene Lagerhaltung der Erythrozytenkonzentrate, auch bezüglich der unterschiedlichen Blutgruppen, ist eine sehr verantwortungsvolle Aufgabe der Blutdepots. Natürlich muss immer auch ein plötzlicher hoher Bedarf an Blutprodukten, z. B. bei Großunfällen, einkalkuliert werden.

Blutgruppen

AB0-System

Vor einer Transfusion ist die Untersuchung von Patienten-Blut und gespendetem Blut erforderlich. Die roten Blutkörperchen weisen bestimmte Oberflächen-Charakteristika auf. Diese Oberflächen-Antigene lassen sich in eine Vielzahl von Gruppen einteilen, die **Blutgruppen.** Das bekannteste und wichtigste Blutgruppensystem ist das AB0-System. Das Besondere an diesem System ist, dass der Mensch innerhalb des ersten Lebensjahres Antikörper gegen fremde AB0-Blutgruppen entwickelt (= **Isoagglutinine),** ohne jemals mit diesen Antigenen in Kontakt getreten zu sein, also ohne jemals eine Transfusion bekommen zu haben. Dies wird dadurch erklärt, dass Darmbakterien ähnliche Oberflächen-Strukturen wie das AB0-System aufweisen und zur Stabilisierung führen.

Gegen die anderen Blutgruppen-Antigene (bzw. -Systeme), wie das Rhesus-, Kell- oder Duffy-System, entwickelt ein Mensch normalerweise nur dann Antikörper, wenn ihm entsprechendes Fremdblut in den Kreislauf übertragen wurde. Dies kann bei einer Transfusion geschehen, aber auch bei einer Schwangerschaft. Dabei kann es zum Übertritt kindlichen Blutes in den Kreislauf der Mutter kommen, mit der Folge einer Sensibilisierung und Antikörperbildung der Mutter.

Transfusionszwischenfall

Besitzt ein Mensch Antikörper gegen fremde Blutgruppen-Antigene, kann es bei einer Transfusion zu Problemen kommen: Die vorhandenen Antikörper können die verabreichten Blutzellen auflösen (hämolysieren). Die dabei freiwerdenden Zellsubstanzen führen zu dem lebensbedrohlichen Transfusionszwischenfall. Hauptgefahr ist, dass es vor allem schnell zum Nierenversagen kommen kann.

Ziel der transfusionsmedizinischen Labordiagnostik ist es deshalb, einerseits im Empfängerblut vorhandene Antikörper gegen Erythrozyten zu erkennen, andererseits die Erythrozyten des Spenderblutes bezüglich ihrer Oberflächen-Antigene möglichst genau zu beschreiben: Dies ermöglicht es, für einen Transfusionsempfänger ein „passendes" Erythrozytenkonzentrat zu finden.

Blutgruppenbestimmung

Für die Blutgruppenbestimmung werden Testseren verwendet, die Antikörper gegen definierte Erythrozytenantigene enthalten. Diese Testseren werden z. B. in Reagenzgläschen unter genau festgelegten Bedingungen mit gewaschenen Erythrozyten des Empfängers gemischt. Anti-A-Serum führt zum „Verkleben" (Agglutination) von Erythrozyten, wenn diese der Blutgruppe A oder AB angehören. Anti-B-Serum agglutiniert die Blutgruppen B und AB. Tritt weder mit Anti-A noch mit Anti-B-Serum eine Agglutination auf, so liegt die Blutgruppe 0 vor. Nach diesem Prinzip können mit spezifischen Testserien im Prinzip alle Blutgruppen-Eigenschaften eines Menschen beschrieben werden. Dies erfolgt jedoch in der Regel nur für das AB0-System (wegen der Isoagglutinine) und für das Rhesus-System. Bezüglich des AB0-Systems müssen zwingend zur Blutgruppe des Empfängers passende Erythrozyten gegeben werden. Bezüglich des Rhesus-Systems wird dies, wenn immer möglich, versucht. Muss aus Knappheit ein nicht rhesuspassendes Erythrozytenkonzentrat gegeben werden, entwickelt der Patient Anti-Rhesus-Antikörper, die bei einer später folgenden Transfusion Probleme bedingen können.

Antikörpersuchtest

Der Antikörpersuchtest muss immer vor einer Transfusion mit dem Serum des Empfängers durchgeführt werden. Von besonderer Bedeutung ist er bei Patienten, die bereits Transfusionen bekommen haben und bei Frauen, die schwanger gewesen sein könnten. In diesen Fällen ist die Wahrscheinlichkeit gegeben, dass Antikörper gegen fremde Erythrozyten gebildet worden sind. Für den Antikörpersuchtest werden Test-Erythrozyten, die die definierten Oberflächen-Antigene aufweisen, mit Patientenserum in unterschiedlichen Teststufen gemischt. Kommt es im Testsystem zu Reaktionen gegen die Suchzellen, liegen erworbene Anti-Erythrozyten-Antikörper vor (irreguläre Antikörper). Suchzellen weisen eine Mischung zahlreicher Blutgruppenantigene auf. Fällt der Suchtest mit einer dieser Testzellen positiv aus, werden differenzierte Testzellen verwendet, um so die vorliegenden Patienten-Antikörper genau zu definieren. Dies ist notwendig, um für den betroffenen Patienten Erythrozytenkonzentrate aussuchen zu können, die das betreffende Oberflächenantigen nicht aufweisen.

> In der Schwangerschafts-Vorsorge ist der Antikörpersuchtest unabhängig von einer Transfusion wichtig, da erworbene Erythrozyten-Antikörper von der Mutter in den kindlichen Kreislauf übertreten und zu schweren Schäden des Ungeborenen führen können.

Die Bestimmung der AB0-Blutgruppe und der Rhesus-Eigenschaften erfolgt immer dann, wenn eine Transfusion durch die vorliegende Erkrankung möglicherweise notwendig wird. Innerhalb der Klinik oder des Labors wird das Ergebnis dieser Untersuchung dauerhaft dokumentiert. Der Antikörpersuchtest muss jeweils nach einigen Wochen wiederholt werden, um möglicherweise in der Zwischenzeit entstandene Antikörper zu erkennen. Er hat also nur eine zeitlich begrenzte „Gültigkeit". Die Bestimmung der AB0-Blutgruppe beispielsweise für einen Blutgruppen-Pass ist nicht sinnvoll, da sich ein behandelnder Arzt in einer Notfall-Situation niemals auf einen solchen Pass verlassen würde.

> Wäre eine Transfusion in einem denkbaren künftigen Notfall so schnell erforderlich, dass in der jeweiligen Klinik die Bestimmung der Blutgruppe nicht erfolgen könnte (Zeitrahmen: etwa 30 Minuten), werden grundsätzlich Erythrozytenkonzentrate der Blutgruppe 0 verabreicht, die Empfängern jeder Blutgruppe gegeben werden können.

Kreuzprobe

Auch wenn zur Blutgruppe des Empfängers passende Erythrozyten vom jeweiligen Blutdepot für einen Empfänger ausgesucht worden sind, ist es zusätzlich zur voran gegangenen Diagnostik immer erforderlich, vor der Transfusion im Reagenzglas zu testen, ob das Mischen von Empfänger-Serum und Spender-Erythrozyten zu Auffälligkeiten führt. Bei dieser **Kreuzprobe** würden mit einiger Wahrscheinlichkeit Antikörper des Empfängers gegen Spender-Erythrozyten durch eine Agglutination oder eine Zellauflösung (Hämolyse) auffallen.

Erst nach unauffällig verlaufener Kreuzprobe werden Erythrozytenkonzentrate für einen Patienten auf Abruf freigegeben. Die Konserve ist nur für diesen Patienten „gekreuzt". Wie der Antikörpersuchtest ist eine Kreuzprobe nur für relativ kurze Zeit gültig, da im Verlauf beim Empfänger Erythrozyten-Antikörper neu aufgetreten sein können.

Bedsidetest

Werden Erythrozytenkonzentrate durch die Station von einem Blutdepot abgerufen, muss immer zur letzten Sicherheit am Patientenbett der Bedside-Test durch den transfundierenden Arzt durchgeführt werden. Hierbei wird nochmals mit frisch gewonnenem Patientenblut die AB0-Blutgruppe des Patienten bestimmt und mit der AB0-Blutgruppe der Blutkonserve verglichen.

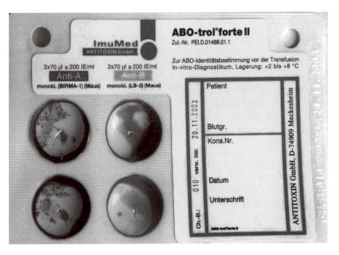

Abb. 2.21: Bedsidetest. [V334]

Während einer Transfusion muss der Patient laufend überwacht werden, da trotz unauffälliger Labordiagnostik und richtiger Zuordnung von Konserve und Patient immer noch Transfusionszwischenfälle auftreten können, z. B. allergisch verursacht.

Weitere Blutprodukte

Fresh Frozen Plasma

Häufiger noch als Erythrozytenkonzentrat wird Plasma als Blutprodukt verabreicht. Bei größeren Blutverlusten gibt man es vor allem wegen der enthaltenen Gerinnungsfaktoren, um Blutungs- und Kreislaufkomplikationen zu vermeiden. **FFPs (fresh frozen plasma)** werden übereinstimmend der AB0-Blutgruppe verabreicht. Unabhängig von der Blutgruppe kann Albumin-Lösung gegeben werden. Entsprechende Präparate sind von Antikörpern gereinigt und werden meist von Klinik-Apotheken und nicht von Blutdepots in gefriergetrockneter Form ausgegeben.

Thrombozytenkonzentrate

Thrombozytenkonzentrate weisen nur eine sehr begrenzte Haltbarkeit von wenigen Tagen auf. Sie werden nur in recht seltenen Fällen bei sehr großen Operationen oder im Rahmen von Chemotherapien in spezialisierten Kliniken eingesetzt.

3 Probengewinnung und Probentransport

3.1 Untersuchungsmaterialien

Blut

Blut ist das dominierende Untersuchungsmaterial der Labormedizin. Blut ist eine Mischung aus Blutzellen und zellfreier Flüssigkeit. Laboruntersuchungen beziehen sich zum Teil auf die Blutzellen, zum anderen Teil auf die zellfreie Flüssigkeit.

Wird eine Blutprobe in ein neutrales Blutröhrchen entnommen, so kommt es innerhalb weniger Minuten zur Gerinnung des Blutes. Die Probe nimmt dabei eine geleeartige Beschaffenheit an. Durch **Zentrifugation** der Probe bei einer hohen Umdrehungszahl (~ 3000 Umdrehungen/Min.) trennen sich die Blutzellen vom zellfreien Anteil des Blutes.

Die roten Blutkörperchen, vernetzt von den Gerinnungsfaktoren, bilden in der unteren Hälfte der zentrifugierten Probe den „Blutkuchen". Auf diesem Blutkuchen können die weißen Blutkörperchen und die Thrombozyten als feiner weißer Schleier erkannt werden. Die obere Hälfte der Probe nimmt dann das Serum ein, das normalerweise klar ist und eine gelbliche bis bernsteinartige Eigenfärbung aufweist (→ Abb. 3.1).

Das Serum wird in den meisten Fällen im Labor nach der Zentrifugation für die jeweilige Untersuchung in ein anderes Gefäß umgefüllt. Dies kann durch manuelles Abkippen erfolgen oder durch (inzwischen routinetaugliche) Probenmanagement-Automaten (Probenverteiler, Aliquoter).

Optische Besonderheiten

- Bei sehr **hohen Blutfettkonzentrationen** kann das Serum milchig-trüb bis undurchsichtig sein („lipämisch").
- Bei Proben von Patienten mit **Leberinsuffizienz** weist das Serum unter Umständen eine tief gelbe bis braune Eigenfärbung auf („ikterisch").
- Ist es vor der Zentrifugation zum Zerplatzen von roten Blutkörperchen gekommen und ist roter Blutfarbstoff in das Serum ausgetreten, spricht man von **Hämolyse.** Es weist dann eine rötliche bis tief kirschrote Färbung auf („hämolytisch"). Eine Hämolyse kann bei der Abnahme oder bei der Bearbeitung der unzentrifugierten Probe auftreten, aber auch

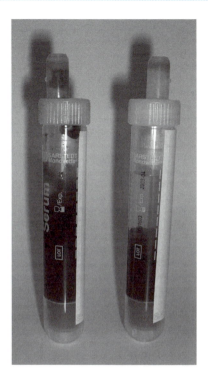

Abb. 3.1: Probe vor und nach der Zentrifugation. [M306]

bereits innerhalb des Kreislaufs bestehen. Eine solche „intravasale" Hämolyse ist ein sehr ernster Befund und tritt z.B. bei Transfusionszwischenfällen, unerwünschten Arzneimittelreaktionen oder bei bestimmten Infektionen auf.

Bei lipämischen, ikterischen oder hämolytischen Proben kann es zur Störung einer Reihe von Laboruntersuchungen kommen, die dann ein falsches Ergebnis angeben. Die optische Begutachtung und Beurteilung der Probe (und ggf. ein Ausschluss der Probe) durch die technischen Assistenten ist daher prinzipiell vor allen Untersuchungen notwendig.

Gerinnungshemmende Zusätze

Für eine Reihe von Laboruntersuchungen muss die Gerinnung des Blutes im Probengefäß verhindert werden. Dies gilt besonders für Untersuchungen der **Blutzellen** (hämatologische Untersuchungen) sowie für Untersuchungen der **Gerinnungsfunktion.** Für solche Untersuchungen müssen Probengefäße verwendet werden, die gerinnungshemmende Stoffe enthalten (Antikoagulantien). Bei entsprechenden Probegefäßen ist es wichtig, dass das Blut unmittelbar nach der Abnahme mit dem jeweiligen Antikoagulanz durch vorsichtiges Schwenken vollständig gemischt wird.

Lässt man antikoagulierte Proben stehen oder zentrifugiert sie, so setzten sich die Blutzellen ab. Der Überstand wird **Plasma** genannt und beinhaltet im Gegensatz zum Serum noch alle Gerinnungsfaktoren. Für eine Reihe von Laboruntersuchungen ist Plasma statt Serum erforderlich. Manche Untersuchungen können nur im Serum oder nur im Plasma durchgeführt werden.

Probengefäße

Grundsätzlich finden zwei Arten von Probengefäßen Verwendung: Gefäße mit Stempel wie bei einer Spritze sowie Gefäße, die keinen Stempel aufweisen und in denen ein Unterdruck vorliegt.

Bei beiden Grundtypen wird das jeweilige Probenröhrchen über Adapter mit dem Punktionsnadel-System verbunden. Im Fall der Unterdruck-Röhrchen wird die Probe selbsttätig angesaugt. Die unten genannten Röhrchen-

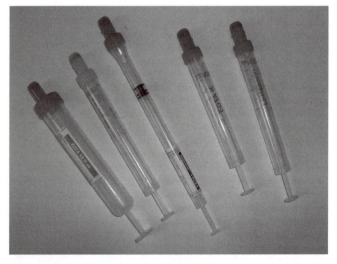

Abb. 3.2: Verschiedene Probengefäße. [M306]

typen sind jeweils von unterschiedlichen Herstellern als Stempel- oder Unterdruckröhrchen erhältlich.
Für pädiatrische Proben stehen von den meisten Herstellern eigene geringvolumige Gefäße zur Verfügung.

> Grundsätzlich ist es sinnvoll, sich bei Fragen und Unklarheiten zu Probengefäßen und benötigtem Probevolumen direkt an das jeweilige Labor zu wenden, an das die Proben versandt werden sollen.
> In den Leistungsverzeichnissen aller medizinischen Labors wird für alle angebotenen Parameter jeweils das empfohlene Probenmaterial aufgeführt.

Serumröhrchen

Verwendung
Serum erlaubt die Messung der allermeisten klinisch-chemischen Parameter, auch der Elektrolyte und von Antikörper-Tests. Hämatologische Untersuchungen, Gerinnungsuntersuchungen sowie die Bestimmung bestimmter Spezialparameter sind aus Serum-Proben nicht möglich.

Besonderheiten
Das abgenommene Blut muss vor der Zentrifugation gerinnen, deshalb enthalten diese Röhrchen kleine Kügelchen, die die Gerinnung beschleunigen. Es ist sehr wichtig, dass die Gerinnung vor der Zentrifugation vollständig abgelaufen ist, da es sonst zum Nachgerinnen des einmal gewonnenen Serums kommen kann. Wird dies nicht erkannt, kann es bei Verwendung von automatisierten Testsystemen zu Fehlmessungen kommen, da dann zu wenig oder gar kein Material vom Testsystem aufgezogen wird.

Größe
Standard-Serumröhrchen weisen ein Volumen von etwa 10 ml auf. Da die tatsächlich benötigten Probenvolumina heute oft recht gering sind, können – abhängig von den angeforderten Parametern – zum Teil auch volumenreduzierte Gefäße verwendet werden (z. B. 4 ml).

Besonderheit: Trenngel
Es gibt Probengefäße, die ein Trenngel enthalten. Bei der Zentrifugation legt sich dieses Gel zwischen Blutkuchen und Serum. Aufgrund dieser stabilen Barriere kann im Labor auf die Umfüllung des Serums vom Originalröhrchen in ein anderes Gefäß verzichtet werden. Es ist jedoch nicht für alle Parameter ausreichend sicher geklärt, ob es zu einer Bindung im Gel kommt.

EDTA-Röhrchen

In EDTA-Röhrchen ist der Gerinnungshemmer EDTA in wenigen Tröpfchen vorhanden. EDTA fängt die Calcium-Ionen des Blutes ein und unterbindet so die Gerinnung.

Verwendung
EDTA-Röhrchen sind die Standard-Proben für alle hämatologischen Untersuchungen (→ S. 22). Werden EDTA-Proben zentrifugiert, kann EDTA-Plasma gewonnen werden. EDTA kann zur Stabilisierung empfindlicher Parameter dienen, insbesondere von Stoffen, die beim Gerinnungsprozess zerstört würden. Für die Messung solcher Parameter (z. B. Renin, ADH oder Katecholamine) ist EDTA-Plasma geeignet. Außerdem wird EDTA-Vollblut für molekulargenetische Untersuchungen verwendet. Dagegen ist die Messung wichtiger klinisch-chemischer Untersuchungen aus EDTA-Plasma nicht möglich, z. B. Calcium, Kalium, aP.

Citrat-Röhrchen

In Citrat-Röhrchen befindet sich ca. 0,5 ml Citrat zur Gerinnungshemmung. Bei der Abnahme ist es wichtig, auf eine gute Vermischung dieser Flüssigkeit mit der Probe zu achten. Außerdem muss die Probe jeweils ganz gefüllt sein, um einen uneinheitlichen Verdünnungseffekt zu vermeiden.

Verwendung
Durch Zentrifugation gewonnenes Citrat-Plasma ist das Standardmaterial für alle Gerinnungsuntersuchungen. Die Gerinnungshemmung durch Citrat kann in entsprechenden Gerinnungs-Analyzern durch eine Zugabe von Calcium-Chlorid im Überschuss wieder aufgehoben werden.

Heparinat-Röhrchen

Auch Heparin verhindert ein Gerinnen der Probe. Heparinat-Röhrchen enthalten häufig kleine mit Heparin beschichtete Kügelchen (Lithium-Heparinat).

Verwendung
Das durch Zentrifugation gewonnene Heparin-Plasma ist wie Serum für fast alle klinisch-chemischen Untersuchungen verwendbar. Aus der nicht zentrifugierten Probe können notfalls auch hämatologische Untersuchungen durchgeführt werden, jedoch weisen die Blutzellen im Ausstrich eine schlechtere Anfärbbarkeit auf als bei EDTA-Proben.

Heparin-antikoagulierte Proben werden insbesondere auch für die Blutgas-Analytik verwendet. Dafür gibt es konfektionierte Systeme. Vielfach werden jedoch 2 ml-Spritzen verwendet, die kurz vor der Blutentnahme mit Heparinlösung durchgespült werden. Heparinspuren an den Oberflächen der Spritze sind für die Gerinnungshemmung ausreichend.

Spezial-Röhrchen

Für Sonderuntersuchungen werden teilweise Spezialröhrchen angeboten und empfohlen, die z. B. spezielle Stabilisatoren enthalten (wie Trasylol).

Verwendung

Einsatz finden Spezialröhrchen z. B. zur Bestimmung von Homocystein. Untersuchungen auf toxische Metalle erfordern zum Teil ebenfalls Spezialröhrchen, die geringe, genau spezifizierte Gehalte an Schwermetallen aufweisen. Auch für die Durchführung der Blutsenkung (→ S. 22) werden Spezialröhrchen verwendet.

Blutkulturflaschen

Blutkultur → S. 80

Zur Anzucht von Bakterien aus Blutproben wird Vollblut aus dem Punktionssystem zunächst in eine sterile, undotierte Spritze aufgezogen. Bei der Blutentnahme selbst ist auf sehr sauberes Arbeiten zu achten, damit Hautkeime nicht in die Blutkulturflasche gelangen. Unter sterilen Bedingungen wird das Blut sofort nach Entnahme mit einer Kanüle in eine spezielle Blutkulturflasche übertragen, die ein möglichst universelles Nährmedium enthält. Da viele potentiell vorhandene Keime sehr empfindlich sind, sollten die Blutkulturflaschen vor dem Befüllen mit dem Blut bereits auf Körpertemperatur temperiert worden sein. Nach der Probengewinnung müssen die Proben lückenlos bei 37 °C gehalten werden.

Dies ist im Grunde nur unter stationären Bedingungen möglich. Üblicherweise wird bei einer Abnahme ein aerobes Fläschchen und ein anaerobes Fläschchen befüllt, deren Medien für ein jeweiliges Keimspektrum optimiert sind. Bei den anaeroben Fläschchen muss das Eindringen von Luft beim Befüllen vermieden werden.

Die Blutentnahme

Die Entnahme von venösem Blut ist eine ärztliche Tätigkeit, die jedoch an geschultes, nicht-ärztliches Personal übertragen werden kann.

Vorbereitung

Grundsätzlich sollten zunächst vor Anlegen der Stauung alle zur Blutentnahme benötigten Dinge hergerichtet werden, so dass man während der Entnahme keinesfalls aufstehen muss. Benötigte Materialien sind:
- Erforderliche Blutröhrchen (→ oben)
- Butterfly oder Punktionskanüle (→ unten)
- Ggf. erforderliche Adapter
- Stauschlauch
- Nadelabwurf

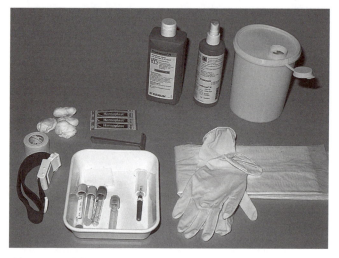

Abb. 3.3: Materialien Blutentnahme: Vacutainer System. [M161]

- Tupfer und Desinfektionsspray
- Händedesinfektionsmittel
- Handschuhe
- Evtl. Fixierklebeband
- Pflaster

Ebenfalls unbedingt vor Punktion werden die Probengefäße mit dem Patientennamen beschriftet oder mit einem Patientenaufkleber versehen. Unmittelbar vor der Entnahme versichert man sich von der Richtigkeit der Namensbeschriftung aller Proben.

Wenn immer möglich, sollte die Blutentnahme am liegenden Patienten erfolgen. Ist dies nicht möglich, muss unbedingt darauf geachtet werden, dass der Patient sehr sicher sitzt.

Die wesentlichste Komplikation der Blutentnahme besteht darin, dass der Patient ohnmächtig wird.
Sitzt der Patient nicht in einem speziellen Blutentnahmestuhl mit Armlehnen, kann er leicht kippen und sich möglicherweise erheblich verletzen. Die Ohnmacht bei der Blutentnahme tritt völlig unberechenbar auf. Besonders häufig sind jüngere Männer betroffen.

Stauung

Das Grundprinzip der peripheren venösen Blutentnahme besteht darin, dass die oberflächlichen Venen des Armes durch straffes Anlegen eines Bandes am Oberarm gestaut werden, dadurch hervortreten und besser punktiert werden können. Der Blutrückfluss erfolgt während der Stauung durch das tiefe Venensystem des Armes, so dass keine Gefahr für den Patienten besteht. Die Stauung darf während der Blutentnahme nicht so straff sein, dass auch der arterielle Einstrom in den Arm unterbunden wird.

In der Ellenbeuge treten bei den meisten Patienten eine oder mehrere gestaute Venen deutlich hervor und können mit einem Blutentnahmebesteck punktiert werden.

Feste Kanülen und Butterfly-System

Grundsätzlich finden zwei Typen von Punktions-Bestecken Verwendung:
- **Feste Kanülen,** auf die die Probengefäße mit einem Bajonett-Verschluss jeweils direkt aufgesteckt werden
- Das **Butterfly**-System, ein einfaches Infusionsbesteck, bei dem an die Nadel ein flexibler Kunststoffschlauch angeschlossen ist, an dessen Ende ein Adapter für die Verbindung mit den Probengefäßen angebracht werden kann.

Das Butterfly-System ist teurer, bietet aber vor allem bei ungünstigeren Venenverhältnissen Vorteile, da sich die Spitze direkter und besser führen lässt. Außerdem kann die Kanüle über zwei Flügel während der Blutentnahme auf der Haut mit einem Klebestreifen fixiert werden. So kann der

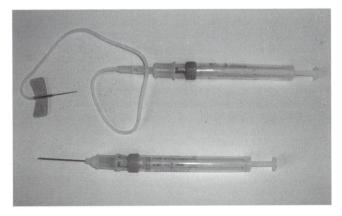

Abb. 3.4: Kanüle und Butterfly-Besteck. [M306]

Wechsel der Probenröhrchen so erfolgen, dass die Nadel nicht verrutscht. Dies kommt bei festen Nadeln relativ leicht vor.

Die Venensituation

Man sollte sich vor der Desinfektion der Haut über die Venensituation des Patienten ein Bild machen. Dünne, auch wenn gut sichtbare Hautvenen sollten nicht punktiert werden. Wesentlich ist das Tastgefühl, das eine Vene bietet. Ist man sich nicht sicher, ob es sich bei der getasteten Struktur tatsächlich um eine durchgängige Vene oder aber um einen Bindegewebsstrang, eine Sehne oder eine thrombosierte Vene handelt, so ist es hilfreich, die Stauung kurz aufzuheben. Leert sich die Struktur dabei, so handelt es sich um eine punktierbare Vene.

Es ist wichtig, die Haut bei der Punktion gut zu straffen, um so die Venen im Unterhautgewebe möglichst gut zu fixieren.

Desinfektion

Die Desinfektion wird vorgenommen, wenn man sich für eine Punktionsstelle entschieden hat. Zum Desinfizieren der Punktionsstelle wird das entsprechende Spray einmal aufgetragen und die Flüssigkeit dann mit einem Tupfer abgewischt, um so die Haut auch mechanisch zu reinigen. Dann sprüht man das Desinfektionsmittel erneut auf die Haut und wartet, bis es vollständig getrocknet ist (mind. 30 Sekunden).

Die Haut wird nach Eintrocknen des Desinfektionsmittels nicht noch einmal abgewischt. Keinesfalls die Punktionsstelle durch erneutes Tasten wieder kontaminieren.

Reihenfolge der Abnahme

Werden mehrere Probengefäße benötigt, sollten die Proben in folgender Reihenfolge abgenommen werden: Zuerst Serum-, dann gegebenenfalls Citrat-, dann EDTA-Probengefäß.

Wird zuerst die EDTA-Probe abgenommen, können vom Adapter eventuell EDTA-Spuren in die Serum-Probe gelangen, was zu gravierenden analytischen Störungen führen kann.

Jede antikoagulierte Probe (EDTA, Citrat, Heparinat) sollte unmittelbar nach dem Aufziehen des Röhrchens gut geschwenkt werden, damit sich das jeweilige Antikoagulanz entsprechend mit dem Blut mischt.

Entfernen der Kanüle

Sind alle Röhrchen gefüllt, löst man zuerst die Stauung und trennt das letzte Röhrchen vom Adapter. Ein Tupfer sollte locker auf die Punktionsstelle gelegt und dann die Nadel heraus gezogen werden. Erst danach den Tupfer etwas fester auf die Punktionsstelle drücken. Drückt man während die Nadel herausgezogen wird, hat der Patient u. U. Schmerzen. Nach dem Entfernen der Kanüle sollte der Patient selbständig auf den Tupfer drücken, den Arm möglichst hochhalten und 1–2 Minuten den Tupfer leicht auf die Haut drücken. Wird zu stark komprimiert, gelangen keine Gerinnungsfaktoren an die Punktionsstelle.

Abbruch der Blutentnahme

Eine Blutentnahme muss z. B. abgebrochen werden,
- wenn die Vene durchstochen wird, weil die Punktion zu steil erfolgt ist,
- wenn die Vene „wegrollt",
- wenn die Kanüle nicht ausreichend weit in die Vene vorgeschoben wird und dann beim Wechseln der Röhrchen wieder aus der Vene herausrutscht.

Erkennt man, dass die Punktionsstelle anschwillt und kein Blut mehr gewonnen wird, muss die Stauung sofort gelöst werden.

Fehlerquellen

Wesentliche **Fehlerquellen** bei der Blutentnahme sind:
- Zu lange Stauung, führt zu Hämolyse.
- Zu schnelles Abziehen der Probe, kann ebenfalls zu Hämolyse führen.
- Besonders gravierender Fehler ist eine fehlende oder unrichtige Beschriftung eines Probenröhrchens.

Risiken der Blutentnahme sind
- Vor allem Ohnmächtigwerden des Patienten
- Verletzungen von Nerven und Arterien. Sind mit den relativ dünnen Kanülen sehr selten, aber prinzipiell möglich
- Blutergüsse. Diese treten häufig auf, sind aber zumeist harmlos
- Die Infektion einer Punktionsstelle. Diese kann durch sauberes Arbeiten vermieden werden.

Weitere Blutentnahmetechniken

Kapillarblut

Für einige Untersuchungen kann auch **Kapillarblut** gewonnen werden. Dafür wird entweder die Fingerbeere oder das Ohrläppchen verwendet.

Vorgehen

Die Entnahmestelle wird desinfiziert und mit einem speziellen Lanzettensystem punktiert. Es tritt ein Blutstropfen aus, der in ein kleines Röhrchen einfließt oder auf einen Teststreifen aufgebracht wird. Eventuell kann der Blutfluss durch leichtes Massieren der Umgebung verstärkt werden.

Verwendung

Üblich ist Kapillarblut als Untersuchungsmaterial für die Bestimmung von Blutzucker mittels Schnelltestsystemen, häufig durch den Patienten selbst. Blutgasanalysen sind (mit einigen Einschränkungen) ebenfalls aus Kapillarblut möglich.

Auch können folgende Schnelltest direkt in einer ärztlichen Praxis aus Kapillarblut durchgeführt werden: Quick-Test (→ S. 32) und der Entzündungsmarker CRP (→ S. 20), besonders wichtig in Kinderarztpraxen.

Gefäßzugänge

Bei Patienten im Krankenhaus, insbesondere bei Patienten auf der Intensivstation oder während einer Operation, kann auch Blut über **Gefäßzugänge**, z. B. zentraler Venenkatheter (ZVK) oder arterielle Kanülen, gewonnen werden.
Gefahren und mögliche Fehler → unten

ZVK

Zentrale Venenkatheter (ZVK) dienen vorwiegend der Versorgung des Patienten mit hochkalorischen Infusionslösungen. Die Schlauchsysteme treten meist im Halsbereich in große Venen ein. Sie weisen eine Länge von etwa 20 Zentimetern auf (entsprechend viel Blut muss aspiriert werden, bevor die Blutröhrchen befüllt werden → unten) und befinden sich mit ihrer Spitze im rechten Vorhof des Herzens. Dort herrscht ein gewisser Unterdruck.

Wird das Schlauchsystem eines zentralen Venenkatheters nach einer Blutentnahme nicht geschlossen, so wird Luft in das Herz angesaugt, was zu einer tödlichen Luftembolie führen kann.

Arterielle Zugänge

Arterielle Kanülen werden in der Intensivmedizin primär zur kontinuierlichen Blutdruckmessung genutzt, aber auch zur Gewinnung von arteriellem Blut zur Blutgasanalyse (→ S. 35) bei beatmeten Patienten oder bei Patienten mit schwer gestörter Gasaustauschfunktion der Lunge. Arterielle Kanülen legt man meist an der Beugeseite des Handgelenks in eine Handschlagader.

Werden arterielle Kanülen nach einer Blutentnahme nicht sofort sachgerecht verschlossen, kann der Patient in kurzer Zeit verbluten.

Mögliche Fehler und Gefahren

- Bei der Blutentnahme aus Gefäßkathetern können sehr leicht Keime in die Kathetersysteme und damit in die Blutbahn gelangen. Deshalb im-

mer steril arbeiten, die Entnahmestelle vor und nach der Punktion gut desinfizieren, auf eine sterile Kompresse betten.
- Die im Katheter befindliche Infusionsflüssigkeit wird vor dem Füllen der Probengefäße in einer Spritze vollständig abgezogen und verworfen. Anderenfalls kommt es zur Vermischung von Blut und Infusionslösung → Das Blut wird verdünnt, die Messwerte sind falsch. Falls sich in der Infusionslösung jedoch Glucose oder Elektrolyte befinden, werden für diese Parameter u. U. falsche, hohe Messwerte gefunden.
- Vor Blutentnahme im Katheter darauf achten, welche Medikamente ggf. über Spritzenpumpen verabreicht werden. Beispielsweise sollte die Katecholaminzufuhr nicht unterbrochen werden, da es zu lebensgefährlichen Kreislaufveränderungen kommen kann.
- Sowohl der arterielle als auch der zentralvenöse Katheter muss direkt nach Blutentnahme wieder verschlossen werden, um Komplikationen zu vermeiden (→ oben). Auch darauf achten, dass die Stellung des Dreiwegehahns wieder den Infusionszufluss ermöglicht.

> Trotz dieser Gefahren wird bei Intensivpatienten häufig Blut aus Venenkathetern entnommen, da Laboruntersuchungen häufig mehrfach am Tag über längere Zeit notwendig sind und damit die für die Venenpunktion genutzten Armvenen bald sehr strapaziert sind.

Entsprechende Entnahmen erfordern eine spezielle Schulung und größte Sorgfalt.

Urin

Klinisch-chemische Untersuchung

Einige Tests, vor allem die einfache und sehr informative Teststreifenuntersuchung (→ S. 39), werden aus Spontanurin vorgenommen.
Für klinisch-chemische Untersuchungen wird Urin ohne Zusätze verwendet.
Häufig führt man eine 24-Stunden-Urinsammlung in ein 2–3 Liter fassendes Gefäß durch, vor allem zur Bestimmung der Kreatinin-Clearance (→ S. 60). Aus dem Sammelgefäß wird ein Urinröhrchen von ca. 10 ml aufgezogen. Nur dieses Röhrchen der Sammlung wird eingesandt.
Der Patient sollte vor einer Urinsammlung genau über das Vorgehen informiert werden, damit er adäquat den Urin sammelt. Vor Sammelbeginn soll er noch einmal die Blase leeren und die genaue Sammelzeit beachten. Am Ende der Sammelzeit entleert er noch einmal die Blase.

Endokrinologische Untersuchung

Für bestimmte endokrinologische Untersuchungen ist es notwendig, den Urin anzusäuern, um so ein mögliches Bakterienwachstum zu unterbinden. Zur Ansäuerung wird häufig Essigsäure oder Salzsäure in potentiell durchaus gefährlichen Konzentrationen verwendet. Labors geben in ihren Leistungsverzeichnissen im Allgemeinen eine detaillierte Ansäuerungs- und Sammelvorschrift an, die auf die vorhandenen Sammelsysteme oder Stabilisator-Substanzen Bezug nimmt.

Mikrobiologische Untersuchungen

Für mikrobiologische Untersuchungen (→ S. 80) wird Urin zunächst in einen keimfreien Becher gewonnen. Ein Teil davon wird dann in ein spezielles Röhrchen aufgezogen, das einen Stabilisator enthält. Dieser soll ein Überwuchern der Probe durch Hautkeime verhindern, ohne tatsächlich pathogene Keime abzutöten. Entsprechende bakteriologische Urinproben können aufgrund des Gehalts an Stabilisatoren nicht für klinisch-chemische Untersuchungen verwendet werden.

Für Urinuntersuchungen sollte **Mittelstrahlurin** gewonnen werden, d. h. die erste Urinmenge beim Wasserlassen, die oft mit Keimen der Harnröhre verunreinigt ist, sollte verworfen werden.

In seltenen Fällen wird „unkontaminierter" Urin durch Einmalkatherisierung gewonnen. Hat der Patient einen liegenden Dauerkatheter, kann aus dem Schlauchsystem Urin entnommen werden. Dazu haben die Dauerkatheter spezielle Punktionsstellen, die vor der Entnahme desinfiziert werden müssen.

Stuhl

Für bakteriologische (→ S. 82) und für chemische Untersuchungen (→ S. 43) stehen spezielle Entnahmesysteme zur Verfügung, die ein kleines Schäufelchen enthalten. Im Allgemeinen reicht eine Probe von wenigen Gramm auf dem Schäufelchen für die notwendigen Tests aus.

Liquor

Liquor (Rückenmarkflüssigkeit) wird vom Arzt durch eine Punktion im Bereich der Lendenwirbelsäule unter streng sterilen Bedingungen gewonnen. Wenige Milliliter der normalerweise klaren Flüssigkeit lässt er zunächst in ein steriles Gefäß abtropfen. Aus diesem Gefäß wird meist ein

Teil für mikroskopische und klinisch-chemische Untersuchungen sowie für die kulturelle mikrobiologische Diagnostik verwendet. Zum Teil werden auch Blutkulturflaschen (→ oben) direkt nach der Abnahme mit Liquor befüllt.

Weitere Punktate

Mit Punktaten, z. B. aus der Bauchhöhle (Aszites), aus dem Pleuraraum oder aus Gelenken, wird im Wesentlichen ebenso verfahren wie mit Liquor (→ oben).

Drainagematerial

Drainagen werden häufig im Rahmen von Operationen im Wundgebiet eingelegt, um den Abfluss der Wundflüssigkeit sicherzustellen. Die ablaufenden Drainageflüssigkeiten aus dem Bauch- oder Brustraum, in der Neurochirurgie aus dem Liquorraum oder aus anderen Wundbereichen, werden meist in Flaschensystemen aufgefangen. Aus diesen kann unter sterilen Bedingungen Probenmaterial für klinisch-chemische und mikrobiologische Untersuchungen gewonnen werden.
Bei der Beurteilung der mikrobiologischen Befunde ist zu beachten, dass die Drainagesysteme häufig mit Hautflora kontaminiert sind. Daher ist es bei Sondermaterialien wie Punktaten und Drainageflüssigkeiten besonders wichtig, die Probe mit ihrem Abnahmeort für das Labor genau zu identifizieren. Bei mikrobiologischen Untersuchungen stets auch angeben, ob sich der Patienten zum Zeitpunkt der Probengewinnung unter einer antibiotischen Behandlung befindet, und, wenn ja, welche Präparate verabreicht werden.

Abstriche

Abstriche (→ S. 83) für mikrobiologische Untersuchungen sollten prinzipiell möglichst aus dem Grund einer Wunde entnommen werden. Es stehen dafür sterile Tupfersysteme zur Verfügung. Teilweise wird der Tupfer bei diesen Systemen nach Probeentnahme in ein Kultur- bzw. Stabilisationsmedium eingetaucht.

3.2 Funktionstests

In der klinischen Chemie werden unter speziellen diagnostischen Fragestellungen Funktionsteste durchgeführt. Dazu wird in standardisierter Weise Einfluss auf den Körper genommen, um dann nach genau festgelegten Zeitintervallen Proben zu entnehmen.

Häufig durchgeführt werden der orale Glucosetoleranztest in der Diabetes-Diagnostik (→ S. 47), sowie verschiedenen Stimulations- und Suppressionstests beim Verdacht auf Unter- oder Überfunktionen von Hormonsystemen. Bei Funktionstests ist es besonders wichtig, die Stimulations- und Abnahmebedingung des jeweiligen Labors, an das die Proben gesandt werden, zu berücksichtigen, wenn dessen Richtwerte verwendet werden sollen. Außerdem müssen die Entnahmezeitpunkte sehr genau auf den Proben dokumentiert werden. Eine genaue Dokumentation des Abnahmezeitpunktes ist besonders auch bei Arzneimittelspiegel-Untersuchungen notwendig.

> **Das Leistungsverzeichnis**
> Allgemein ist es sehr empfehlenswert, sich gut mit dem **Leistungsverzeichnis** des Labors, an das eine Praxis oder Klinik üblicherweise einsendet, vertraut zu machen. Darin werden detaillierte Informationen gegeben zu den erforderlichen Probenmaterialien, -mengen, Abnahmebedingungen und zum Probenversand.
> Zwischen verschiedenen Labors bestehen diesbezüglich teils nicht unwesentliche Unterschiede.
> In allen Zweifelsfällen sollte vor der Probengewinnung beim zuständigen Labor nachgefragt werden.

3.3 Probentransport

Empfindlichkeit

Die Empfindlichkeit einzelner Laborparameter und verschiedener Untersuchungsmaterialien unterscheidet sich stark. Ein Großteil der klinisch-chemischen Basisparameter weist eine gute Probenstabilität auf, so dass der Transport der unverarbeiteten Vollblutproben sogar über mehrere Tage auf dem Postweg erfolgen kann. Dies betrifft z.B. Kreatinin, Bilirubin und infektiologische Antikörperuntersuchungen, aber auch bestimmte Hormone wie das TSH. Für die meisten Parameter ist es jedoch günstig oder erforderlich, wenn eine Zentrifugation der Proben innerhalb weniger Stunden nach Blutentnahme erfolgt und das Serum vom Blutkuchen getrennt wird, z. B. zur Messung von Kalium, Transaminasen, LDH.

Kurierdienste

In den vergangenen Jahren wurden von den niedergelassenen Labors mehr oder weniger flächendeckend spezielle Kurierdienste eingerichtet, die Proben regelmäßig bei Praxen oder auch Kliniken abholen und innerhalb kurzer Zeit zur Verarbeitung in Labors transportieren.

Kühlung

Einige wenige klinisch-chemische Parameter weisen eine schlechte Probenstabilität auf, die eine Kühlung der Probe zwischen Abnahme und Verarbeitung im Labor erforderlich macht, z. B. endokrinologische Parameter wie ACTH, Plasma-Metanephrine, Calcitonin, ADH.

Je nach Lage einer Praxis oder Klinik kann die Einhaltung einer entsprechend notwendigen „Kühlkette" unproblematisch oder auch sehr schwierig sein. Grundsätzlich muss bei einem gekühlten Probentransport darauf geachtet werden, dass die Vollblutproben nicht einfrieren (z. B. bei direktem Kontakt mit Kühlelementen), da dies zur Hämolyse und zur Unbrauchbarkeit der Probe führt.

Im Labor angekommen, werden Proben zur Untersuchung auf empfindliche Parameter zentrifugiert und das gewonnene Serum bzw. Plasma wird bis zur Analyse eingefroren. Tiefgefroren werden Proben auch in zunehmendem Umfang zwischen kooperierenden Labors transportiert.

Besonders kritische Parameter

Hinsichtlich der Transportzeiten besonders kritische Parameter sind **Gerinnungsuntersuchungen.** Laufzeiten über vier Stunden können zu unrichtigen Resultaten führen. Daher werden in zunehmendem Umfang entsprechende Testungen in der Praxis durchgeführt (Quick-Test → S. 32). Für eine umfassende gerinnungsmedizinische Abklärung ist es jedoch oft ratsam, den Patienten auch zur Blutentnahme an eine spezielle hämostaseologische Ambulanz zu überweisen.

Besonders kritisch ist auch die **Serum-Glucose-Messung.** Schon Lagerungszeiten von wenigen Stunden können zu erheblich falsch-niedrigen Resultaten führen, da die Blutzellen im Vollblut auch außerhalb des Körpers weiter Glucose verbrauchen. Entsprechend wird die Blutzuckermessung meist mit Schnelltest-Systemen direkt in der Praxis aus Kapillarblut durchgeführt.

Kritisch ist eine längere Transportdauer bei unklaren Temperaturbedingungen auch für die meisten **mikrobiologischen Untersuchungen.** Kurze Transportzeiten sind also grundsätzlich anzustreben.

Visuelle Beurteilung im Labor

Im Labor erfolgt bei jeder eingehenden Probe zunächst eine visuelle Beurteilung. Neben der Dokumentation von Unzulänglichkeiten der Probe (z. B. mangelnde Kühlung, nicht dicht verschlossenes Gefäß für mikrobiologische Untersuchungen) wird beispielsweise auch die Farbe des Materials direkt beurteilt (→ S. 96): So weist ein gelblicher („xanthochromer") Liquor auf eine Hirnblutung hin oder ein trüber Liquor auf eine bakterielle Hirnhautentzündung. Sichtbare Nahrungsreste im Stuhl können auf eine Darmfistel hindeuten. Ebenso besitzt ein rot gefärbter Urin (Hämaturie) vermutlich Krankheitswert. Entsprechende Beobachtungen müssen im Befundtext aufgeführt werden.

4 Hintergründe der Labormedizin

Wer führt Laboruntersuchungen durch? Was für Arten von Labors gibt es?

Praxis-Labor

Eine Reihe wichtiger Laboruntersuchungen wird direkt in der Praxis des niedergelassenen Arztes oder teilweise auch auf Station durchgeführt:

- Messung der Glucose aus Kapillarblut (→ S. 12)
- Urin-Teststreifen-Untersuchungen (→ S. 39)
- Schwangerschaftstest (→ S. 43)
- Schnelltest auf das C-reaktive Protein (CRP), besonders in der Kinderheilkunde, bzw. früher Bestimmung der Blutsenkungsgeschwindigkeit (→ S. 20)
- Schnelltest auf Gruppe A-Streptokokken im Rachenabstrich vor allem in der Kinderheilkunde.

In vielen Praxen finden auch einfache Messgeräte oder Schnelltests Verwendung, z. B. für die Bestimmung von Herzinfarktmarkern, Kalium oder Hämoglobin. Eine relativ umfangreiche Hormonanalytik wird mit Hilfe von Immunoanalyzern mittlerweile bei vielen Gynäkologen durchgeführt.

Laborgemeinschaften

Als in den 60er–70er Jahren eine rasch anwachsende Palette von Laboruntersuchungen technisch verfügbar wurde, haben sich vielfach mehrere niedergelassene Allgemeinmediziner oder Internisten in einer Art Genossenschaft zusammengeschlossen und entsprechende Geräte gekauft oder gemietet. Solchen Laborgemeinschaften schlossen sich immer mehr Ärzte an, so dass diese Institutionen eine zentrale Bedeutung in der labormedizinischen Versorgung in Deutschland bekamen. Laborgemeinschaften decken im Allgemeinen das gesamte Spektrum der Basis-Laboruntersuchungen ab, weniger jedoch Spezialuntersuchungen. Laborgemeinschaften werden nicht von einem Laborarzt geleitet.

Laborarztpraxen

In einem fachärztlichen Labor wird normalerweise mehr oder weniger das gesamte Spektrum der Labormedizin vorgehalten. Dabei ist die Einzelpraxis inzwischen eine Ausnahme und Gemeinschaftspraxen mehrerer Laborärzte oder Mikrobiologen die Regel.

Bildung von Verbunden
Zunehmend schließen sich Laborarztpraxen zu überregionalen Verbunden zusammen. Dies ermöglicht ein effektiveres und ökonomisches Arbeiten und führt meist auch zu einer Verbesserung der analytischen Qualität. Häufig sind Laborgemeinschaften und Laborarztpraxen räumlich eng verbunden. So wird die Basisanalytik von den Laborgemeinschaften durchgeführt und Proben, bei denen Spezialuntersuchungen notwendig sind, können unkompliziert an die jeweilige Laborpraxis weitergegeben werden.

Im Gegensatz zu Laborgemeinschaften ist es für die Laborpraxis typisch, dass nicht nur Messwerte erstellt und mitgeteilt werden, sondern dass die Beratung der Einsender hinsichtlich diagnostischer Strategien und Befundinterpretationen eine zentrale Rolle spielt.

Laborgemeinschaften und Laborpraxen besitzen in der Regel gemeinsame Fahrdienste, die Proben in kurzen Zeitintervallen aus Arztpraxen bzw. Kliniken abholen.

Kliniklabor

Laborspektrum in Krankenhäusern gehobener Versorgungsstufen

Traditionell besitzen Krankenhäuser in Deutschland leistungsfähige Labors. An Universitätskliniken arbeiten klinisch-chemische, mikrobiologische und transfusionsmedizinische Institute in den meisten Fällen separat, während nicht-universitäre Häuser oft ein zentrales Institut für Labormedizin besitzen, das alle Laboruntersuchungen abdeckt. **Kliniklabors** halten normalerweise einen 24-h-Betrieb aufrecht, um so lebenswichtige Untersuchungen für Intensivstationen und Notfallambulanzen zeitnah durchführen zu können. Vor allem in großen Häusern der Maximalversorgung werden auch außerhalb des Zentrallabors auf den Stationen häufig Laboruntersuchungen durchgeführt, vor allem Blutgas- und Glucose-Analytik. Zunehmend sind diese dezentralen **Stationslabors** hinsichtlich des Reagenzieneinkaufs, der Qualitätskontrolle und der Datendokumentation mit dem jeweiligen Zentrallabor vernetzt.

Laborspektrum in Krankenhäusern der Grundversorgung

In Krankenhäusern der Grundversorgung wird inzwischen typischerweise nur ein eingeschränktes Spektrum an vital wichtigen Laboruntersuchungen

vorgehalten. Diese werden mit *Point-of-Care-Systemen,* typischerweise aus unzentrifugiertem Vollblut, durchgeführt. Hierzu zählt vor allem:
- Blutgasanalytik (→ S. 35)
- Glucosemessungen (→ S. 12)
- Hämoglobinmessungen (→ S. 22)
- Elektrolyt-Messungen (→ S. 10)
- Laktat-Messungen (→ S. 38)
- Messung von Infarktmarkern (→ S. 28)
- CRP-Bestimmung (→ S. 20)
- D-Dimer-Bestimmung (→ S. 34)
- Quick-Bestimmung (→ S. 32)
- Schwangerschafts-Tests (→ S. 43)
- Drogen-Tests (→ S. 43)
- Urin-Streifentests (→ S. 39).

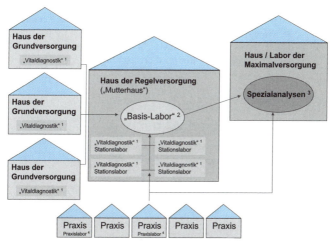

Abb. 4.1: Vernetzung.

[1]: Vor allem Blutgas-Analysen, Hämoglobin, Kalium, Glucose, D-Dimer, Infarktmarker. Bearbeitung von unzentrifugierten Einzelproben durch Pflegekräfte.

[2]: Klinisch-chemische Basisparameter wie in Kapitel 2.1 und 2.2 dargestellt, Bearbeitung von Probenserien sowie mikrobiologische und transfusionsmedizinische Untersuchungen.

[3]: v. a. Klinisch-chemische Spezialuntersuchungen wie in Kapitel 2.3 dargestellt sowie virologisch-serologische Untersuchungen.

[4]: Typische Untersuchungen: Kapillar-Glucose, Urin-Teststreifen, Blutnachweis im Stuhl, Gerinnungstests aus Kapillarblut, Streptokokken-Schnelltest (Rachenabstriche).

Diese Untersuchungen werden meist von Pflegenden in den Notfallambulanzen oder Intensiveinheiten durchgeführt. Häuser der Grundversorgung sind zumeist zentralen Mutterhäusern, z. B. Kreiskrankenhäusern, angeschlossen.

Dorthin werden die Proben der Regelanalytik der Serum-Chemie, der Hämatologie und der Gerinnungsanalytik, aber auch der Mikrobiologie weitergeleitet. Dies betrifft vor allem Untersuchungen, bei denen eine Dauer bis zur Befundmitteilung von bis zu acht Stunden tolerabel ist, z. B. Transaminasen, Differentialblutbild. So entstehen immer häufiger Kooperationen zwischen zentralen Kliniklabors und Satelliten-Labors.

Aufgrund gesundheitsrechtlicher Neuerungen können Kliniklabors in Deutschland inzwischen auch Laboruntersuchungen für den niedergelassenen Bereich anbieten, was sich vor allem für Praxen anbietet, die sich in räumlicher Nähe einer Klinik befinden (Versorgungszentren).

Durch den Kostendruck, dem das deutsche Gesundheitswesen ausgesetzt ist, besteht außerdem eine erhebliche Tendenz, dass Kliniklabors Untersuchungen, die nicht sehr zeitkritisch sind und in nicht großen Serien anfallen, an Laborpraxen weitergeben, die dann für entsprechende Parameter größere Serien wirtschaftlicher bearbeiten können. Möglich ist dies durch leistungsfähige Kurierdienste. So entwickeln sich in der deutschen Labormedizin momentan ganz neue Kooperationsstrukturen.

Mit welchen Grundtechniken arbeitet die klinische Chemie?

Verfahrensweisen

Aus der großen Zahl chemischer Analysetechniken werden für die medizinische Laboranalytik nur wenige Grundtechniken verwendet. Bei der **Photometrie** wird untersucht, wie stark die Probe in einer Glasküvette Licht einer bestimmten Wellenlänge abschwächt.

Durch die **Mischung von Patientenproben mit verschiedenen Reagenzien und Inkubation dieses Testansatzes** für bestimmte Zeitintervalle können Messsysteme für viele Parameter entwickelt werden. Dies betrifft vor allem die einfachen Basisparameter der klinischen Chemie wie Kreatinin, Bilirubin oder die Transaminasen.

Reagenzienfrei arbeitende Biosensoren werden vor allem für die Elektrolytmessung (Natrium, Kalium) verwendet.

Messungen von Stoffen, die im Körper in sehr niedrigen Konzentrationen vorliegen, z. B. Hormone, sind vor allem durch die **Verwendung von analytischen Tier-Antikörpern** in den Testsystemen möglich geworden (**Immunoassays**).

> **Antikörper** sind Eiweißstoffe, die im Körper gegen die chemischen Strukturen von körperfremden Substanzen (wie Bakterien) gerichtet sind. Sie liegen in einer enormen Vielfalt vor.

Für **Immunoassays**, die z. B. für Analysen in der Endokrinologie oder bei der Tumormarkermessung eingesetzt werden, werden Antikörper von Tieren genutzt. Die Tiere haben die Zielanalysen des jeweiligen Tests injiziert bekommen und wurden so „sensibilisiert". Dadurch haben sie die entsprechenden Antikörper gebildet. Diese Antikörper werden dann durch komplizierte Techniken aus dem Blut der Tiere gewonnen und mit „Anhängseln" versehen, die ein Messsignal erzeugen können, z. B. radioaktive Atome. Während der Untersuchung koppeln sich diese Test-Antikörper an die jeweiligen Ziel-Substanzen des Tests in einer Blutprobe.

Immunoassays können auch als Schnelltests eingesetzt werden, z. B. zur Durchführung von Herzinfarkt-Tests wie Troponin und Myoglobin.

Die „Entmischung" und Auftrennung der Probe in einzelne „Fraktionen" wird bei **Elektrophorese- und Chromatographie-Untersuchungen** genutzt. Sie finden meist nur für Spezialuntersuchungen Anwendung, z. B. in der Endokrinologie oder der Toxikologie, z. B. bei der HPLC (high-performance liquid chromatography) und der GC-MS (Gaschromatographie-Massenspektrometrie).

Grundsätzliches zu Messsystemen

Grundsätzlich und abstrakt gesehen erzeugen Messsysteme immer ein Signal – meist in Form eines elektrischen Stroms. Dieses Signal verhält sich in der Regel proportional zur Konzentration des Stoffes, der gemessen wird, eine hohe Konzentration des Zielanalyten in der Probe erzeugt also ein hohes Messsignal.

Kalibration
= Eichung
Dem jeweiligen Messsystem werden vor einer Messung von Patientenproben Testlösungen zugeführt, die eine bekannte Konzentration der Zielsubstanz des Tests aufweisen (Kalibratoren), z. B. Lösungen mit definierten Kreatinin-Konzentrationen. Aus den bei dieser Kalibration gefundenen Signalen für die jeweiligen Konzentrationen wird eine Eichkurve erstellt. Aus dem Signal, das für eine Patientenprobe gefunden wird, wird jeweils über die Eichkurve auf die Konzentration des Zielanalyten in der Probe rückgeschlossen.

Qualitative und quantitative Untersuchungen
Neben solchen „quantitativen" Untersuchungen, die den Zahlenwert einer Konzentration liefern, werden häufig auch „qualitative" Tests durchgeführt,

bei denen typischerweise nur zwischen „nachweisbar" oder „nicht nachweisbar" unterschieden wird, z. B. Urin-Schwangerschafts-Test.
„Semi-quantitative" Tests geben grobe Abstufungen an, z. B. für den Nachweis von Keton-Körpern im Urin von „negativ" über „einfach positiv" und „zweifach positiv" zu „stark positiv" (negativ, +, ++, +++).

Wie arbeitet ein modernes Labor? Was sollte der „Kunde" darüber wissen?

Die Untersuchungsverfahren der klinischen Chemie und der Hämatologie sind inzwischen ganz überwiegend automatisiert. Dagegen dominiert bei den mikrobiologischen Analysen noch die Handarbeit.

Effizienz der Geräte

Klinisch-chemische Analysensysteme und Immunoanalyzer werden von einer Reihe von Herstellern der Diagnostik-Industrie angeboten, zusammen mit allen erforderlichen Reagenzien. Diese sind meist direkt verwendbar und werden in Kartuschen den Geräten eingegeben. Heutige Geräte arbeiten sehr schnell (bis zu mehreren tausend Tests pro Gerät und Stunde, meist wenige Minuten bis zur Werteausgabe) und benötigen nur geringe Probenvolumina im Bereich von Mikrolitern. Die Geräte arbeiten im Mehrkanalbetrieb, das heißt, eine Maschine verrichtet simultan bis zu 40 unterschiedliche Tests aus einer Probe.

Verschiedene Analysengeräte

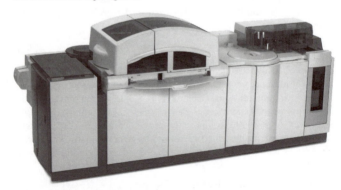

Abb. 4.2: Klinisch-chemisches Analysensystem mit angeschlossenem Immunoanalyzer-Modul. [U163]

4 Hintergründe der Labormedizin

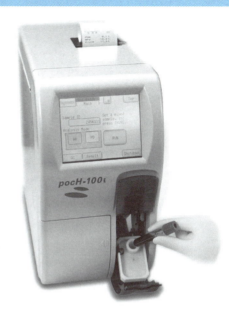

Abb. 4.3: Hämatologiesystem. [U163]

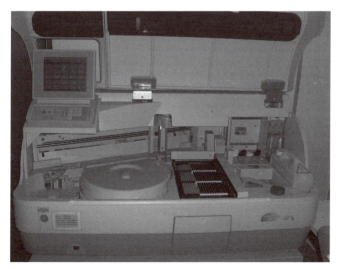

Abb. 4.4: Immunoanalyzer. [M306]

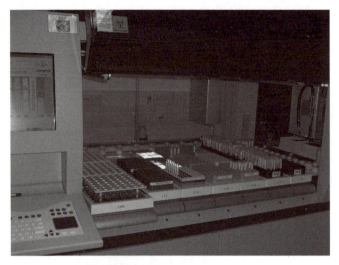

Abb. 4.5: Probenverteiler. [M306]

Rolle der EDV

Kommen Proben im Labor an, werden sie zunächst in der Labor-EDV erfasst. Nach der Probenaufbereitung (z.B. Zentrifugation) erfolgt die Verteilung auf die Teilbereiche des Labors, z.B. Klinische Chemie, Immunoanalyzer, Infektionsserologie, Gerinnung, Spezialanalytik. Zunehmend übernehmen EDV-gesteuerte Automatensysteme diese Verteilung. Messwerte können oft innerhalb von wenigen Stunden komplett erstellt werden. Dabei werden die Resultate von den Geräten direkt in die Labor-EDV überspielt. Mit Hilfe der EDV muss immer die Kontrolle und Bewertung der Resultate und die laufende Kontrolle der analytischen Qualität durch erfahrenes Laborpersonal erfolgen. Erst nach einer entsprechenden „Freigabe" werden die Resultate dem Einsender mitgeteilt, entweder als FAX oder durch Postversand eines Papier-Ausdrucks.

In aller Regel bleibt bei den Untersuchungen Material übrig, das für unterschiedlich lange Zeiträume aufbewahrt wird. Dadurch ist es oft möglich, dass ein Labor Nachforderungen aus einer einmal eingesandten Probe bearbeitet und beispielsweise eine Hepatitis-Serologie durchführt, wenn erhöhte Transaminase-Werte einen entsprechenden Verdacht begründen. Einmal erstellte Laborresultate bleiben in der Regel über viele Jahre in der Labor-EDV gespeichert und können so nochmals abgerufen werden.

Zeitintensive Spezialuntersuchungen

Die dargestellte rasche Probenbearbeitung ist für die meisten Basis- und auch einzelne Spezialparameter der klinischen Chemie möglich. Spezialuntersuchungen dauern häufig deutlich länger. So ist beispielsweise die Anfertigung und Befundung eines Differentialblutbildes zeitintensiv. Radioimmunoassays zur Bestimmung bestimmter Hormone werden manuell angesetzt und müssen oft über 24 Stunden inkubieren. Solche Tests können dann auch nicht kontinuierlich für jede Probe einzeln angesetzt werden, sondern werden im „batch" bearbeitet. Je nach Zahl der eingesandten Proben für eine Spezialuntersuchung werden entsprechende Testserien auch in größeren Labors oft nur ein- oder zweimal pro Woche angesetzt. Daher kann für einzelne Spezialparameter die Dauer bis zur Befundmitteilung deutlich länger sein als bei den Basisuntersuchungen.

Kosten

Auch in den Kosten unterscheiden sich klinisch-chemische Untersuchungen erheblich: Während die Reagenzienkosten beispielsweise für die Messung von Kreatinin im Bereich weniger Cent liegen, betragen diese zum Beispiel für manche Hormone bis zu 30 €.
Die medizinische Laboranalytik ist im Allgemeinen sehr kosteneffizient. Oft macht das Labor momentan etwa 3–4% eines Klinikbudgets aus.
Umfasste die Tätigkeit der technischen Assistentinnen im Labor früher vorwiegend die manuelle Durchführung der Analysen, liegt der Schwerpunkt der Arbeit im klinisch-chemischen Labor heute vorwiegend auf der Bedienung und Wartung der komplexen Analysen-Systeme, beim Management des Probenflusses im Labor und bei der laufenden Qualitätssicherung. Die Gesamtverantwortung von medizinischen Laboranalysen liegt grundsätzlich bei einem Arzt, der diesbezüglich besonders qualifiziert sein muss.

Kann es bei Laboruntersuchungen zu Fehlern kommen? Wie zuverlässig sind Laboruntersuchungen?

Fehlermanagement

Betrachten wir z. B. die Glucose-Messung in einer Probe. Es gibt im Prinzip einen „wahren" Wert, also eine etwa 24-stellige Zahl von Glucose-Molekülen in der Probe. Chemische Analysen können immer nur eine Annäherung an diesen „wahren" Wert darstellen und jede Näherung weist eine mehr oder weniger große Unrichtigkeit und Fehlerhaftigkeit auf. Daher ist das „Management" von Fehlern ein zentraler Gesichtspunkt der Labormedizin.

Validierung

Wird ein Labortest von der Diagnostika-Industrie für ein bestimmtes Analysensystem neu auf den Markt gebracht (z. B. Kreatinin-Test für das Gerät Xmeter der Firma LaborStar), ist zunächst vor der Freigabe eine grundsätzliche Validierung der technischen Leistungsfähigkeit erfolgt. Hierbei wird nach festgelegten Protokollen u. a. untersucht, in welchem Konzentrationsbereich der Test „linear" ist (d. h., ob bei Verdünnung der Probe um die Hälfte auch tatsächlich eine halb so hohe Konzentration ausgegeben wird), was die niedrigste und die höchste Konzentration ist, die zuverlässig gemessen werden kann, oder ob typische Störfaktoren (z. B. sehr hohe Fett- oder Bilirubin-Konzentrationen in der Probe), die Messung beeinträchtigen. Durch die Messung von Proben mit bekannter Konzentration des Zielanalyten (Referenzpräparationen, z. B. von der Weltgesundheitsbehörde zur Verfügung gestellt) wird überprüft, ob die Standardisierung des Tests richtig ist. Außerdem testet man die Haltbarkeit der Reagenzien. Wird der neue Test dann an Labors ausgeliefert, erfolgt die Kalibration auf den vorhandenen Geräten (→ S. 118). Der Test sollte nun so zuverlässig arbeiten, wie im Testlabor des Herstellers.

Qualitätssicherung

Nun kann es aber im Betriebsverlauf zu Störungen kommen: Beispielsweise kann die Messküvette gegenüber dem Kalibrationslauf beschlagen sein. Das Spritzenmodul, das Proben oder Reagenzien aufzieht, kann undicht sein und so systematisch oder auch regellos zu wenig Material transportieren. In Reagenzien können Bakterien gewachsen sein, die die jeweiligen Eigenschaften geändert haben. Oder es kann ein elektronischer Defekt eingetreten sein, der zu einem hohen elektronischen Rauschen des Messsignals führt. Es ist also einleuchtend, dass die Funktion des komplexen Systems Laboranalyzer kontinuierlich durch ein Qualitätssicherungssystem überwacht werden muss. Das Prinzip der Qualitätssicherung von Laboruntersuchungen soll hier etwas detaillierter dargestellt werden, da es grundsätzlich für alle in Medizinberufen Tätigen gilt, die Laboruntersuchungen durchführen (z. B. auch Pflegekräfte im Stationslabor), und nicht nur für speziell ausgewiesene Labors.

Fehlerunterscheidung

Bei den Fehlern einer Messung bzw. einer Messserie wird der zufällige Fehler von einem systematischen Fehler unterschieden. Der **zufällige Fehler** entsteht aus der Summe der Ungenauigkeiten: So ist die Pipette, mit der eine Patientenprobe eingesetzt wird, nicht absolut präzise. Die Messküvetten sind nicht alle völlig gleich, sondern weisen minimale Unterschiede in der Länge des Strahlenwegs auf. Die Photometerlampe flackert minimal.

Diese mehr oder weniger regellosen, natürlichen Schwankungen führen dazu, dass beim wiederholten Messen ein- und derselben Probe nicht immer die gleichen Werte gefunden werden, insbesondere, wenn Werte mit Nachkommastellen angegeben werden. Die zufällige Unrichtigkeit wird als **Impräzision** (Ungenauigkeit) bezeichnet. Eine Methode mit einem geringen zufälligen Fehler hat eine hohe Präzision.

> Zur Beurteilung der Präzision ist eine Rechengröße eingeführt worden, der **Variationskoeffizient** (VK). Er wird mathematisch aus den Ergebnissen einer vielfachen Wiederholungsmessung ein- und derselben Probe berechnet, entweder in einer Messserie („intra-assay VK") oder über mehrere Messserien an mehreren Tagen („inter-assay VK").

Sehr präzise Tests haben VKs von etwa 3%, gerade noch akzeptable Tests einen VK von etwa 15%. Ursachen einer schlechten Präzision einer Messmethode können z.B. sein: Luftbläschen in den Schläuchen, auskristallisierte Reagenzien, unterschiedlich beschlagene Photometerküvetten.

Ein **systematischer Fehler** besteht, wenn die Kalibration in einer späteren Messserie nicht mehr richtig „getroffen" wird. Während sich beim zufälligen Fehler die gefundenen Messwerte nach „oben" und „unten" um den wahren Wert streuen, liegen bei einem systematischen Fehler die Werte jeweils alle höher oder niedriger als zu erwarten. Ursache für einen systematischen Fehler kann z.B. Beschlagen der Messoptik durch Probenverschmutzungen oder ein undichtes Schlauchsystem sein, das zu Probenverlust führt, so dass jeweils ein niedrigeres Messsignal für eine Konzentration gefunden wird, als es während der Durchführung der Kalibration der Fall war. Der systematische Fehler ist im Prinzip durch eine Neu-Kalibration des Messsystems wieder zu beseitigen. Häufig muss aber zunächst der zugrundeliegende technische Fehler behoben werden.

Kontroll-Proben

Um das Ausmaß der (immer vorhandenen) Ungenauigkeit und Unrichtigkeit einer Messserie aufzudecken, werden in der klinischen Chemie **Kontrollproben** verwendet. Kontrollproben werden im Allgemeinen von der Diagnostika-Industrie verkauft. Es handelt sich um serumähnliche Proben, die gefriergetrocknet geliefert werden und mit Wasser wieder in ihre ursprüngliche Konstitution gebracht werden.

Die industrielle Produktion dieser Kontrollproben beinhaltet die Messung der Konzentrationen aller relevanten Stoffe in diesen Proben mittels besonders zuverlässiger Referenzmethoden. Dadurch werden die Materialien „deklariert", das heißt, es wird ihnen für die einzelnen Parameter vom Hersteller ein Zielbereich zugeordnet sowie ein „akzeptabler Bereich". Wurde in einem Labor ein Messsystem kalibriert, werden zunächst immer Kontrollproben analysiert. Werden für diese Proben Werte gefunden, die in den vom Hersteller deklarierten akzeptablen Bereichen der jeweiligen Kontrollprobe liegen, gilt die Kalibration als gelungen. Dies ist beispielsweise nicht der Fall, wenn die ebenfalls gefriergetrockneten Kalibratorproben nicht richtig aufgelöst worden waren.

Nach Erfolgskontrolle der Kalibration werden die Kontrollproben nun regelmäßig im Verlauf der folgenden Messserien wie Patientenproben mitgemessen. „Findet" man jeweils die akzeptierten Zielbereiche, ist die Kalibration noch gültig, das Messsystem hat sich seit der Kalibration nicht wesentlich geändert. Mehr oder weniger willkürlich werden die „akzeptierten" Bereiche eines Kontrollmaterials typischerweise als +/− 5%-, 10%- oder auch 20%-Abweichung vom „Zielwert" festgelegt. Die Abweichung der Einzelmessung lässt im Moment der jeweiligen Analyse die Beurteilung der analytischen Richtigkeit des Systems zu. Für die wiederholte Messung der jeweiligen Kontrollprobe wird der VK berechnet, um so auch im zeitlichen Verlauf die Präzision der Methode beurteilbar zu machen. Auch wird der Mittelwert der gefundenen Werte aus mehreren Serien mit dem deklarierten Wert der Kontrollprobe in Beziehung gesetzt.

Liegen die Werte einer Kontrollprobe außerhalb des akzeptablen Bereichs, dürfen zunächst keine Patientenwerte aus der jeweiligen Messserie weitergegeben werden. Eine Fehlersuche muss erfolgen sowie meist eine Neukalibration. Patienten-Messwerte, die vor Erkennung des Fehlers durch die „rausgefallene Kontrolle" erhoben wurden, müssen neu bestimmt werden. Grundsätzlich sollte am Beginn und am Ende einer Messserie von Patientenproben eine Kontrollprobe analysiert werden, und nur Werte „zwischen" zwei „passenden" Kontrollen dürfen freigegeben werden.

Fällt bei der Beurteilung der Präzision über mehrere Messserien ein hoher VK auf, ist ebenfalls eine Fehlersuche notwendig. Ursachen können kleinere Undichtigkeiten sein, Lagerungsschäden von Reagenzien oder unpräzise gefertigte Verbrauchsmaterialien wie Pipettenspitzen. Lässt sich für ein Richtigkeits- oder ein Impräzisionsproblem der Messung eines Stoffes auf einem Analysen-System vom Anwender keine Ursache finden und entsprechend nicht selbst beheben, muss der technische Service des jeweiligen Geräte- oder Reagenzienherstellers zugezogen werden.

Es ist zu bedenken, dass eine unrichtige Messung durchaus sehr präzise sein kann. Liegt bei einem System ein Präzisionsproblem vor, kann im Mittel die Richtigkeit der Messungen anscheinend gut sein, die Werte streuen aber stark um den „richtigen" Wert. Daher müssen bei der labormedizinischen Qualitätskontrolle stets Richtigkeit und Präzision zusammenschauend beurteilt werden.

Laufende Beurteilung
Beurteilung von Richtigkeit und Präzision durch die Messung von Kontrollproben stellt ein laufendes Sicherheitssystem im Analysenablauf der Labormedizin dar. Die Aufzeichnungen dieser wesentlichen Qualitätskontrollmaßnahmen in einem Labor werden als **Qualitätskontroll-Journal** bezeichnet.

Ringversuche
Neben dieser laufenden Qualitätskontrolle durch Kontrollproben sind Ringversuche ein wesentlicher Teil der Qualitätssicherung im medizinischen Labor.

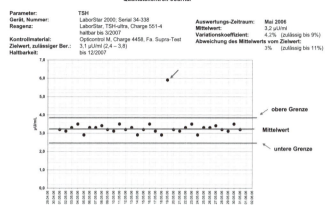

Abb. 4.6: Vereinfachte Darstellung eines Qualitätskontroll-Journals.

Bei einem **Ringversuch** werden Kontrollproben vom Ringversuchsausrichter – z. B. der Deutschen Gesellschaft für Labormedizin – an die teilnehmenden Labors verschickt. Diese Proben sind wie die Kontrollproben der laufenden Qualitätskontrolle gefriergetrocknet und müssen gelöst werden. Allerdings sind dem Ringversuchsteilnehmer die Zielkonzentrationen in den meist zwei Proben eines Ringversuchs nicht bekannt, die Messungen erfolgen also „blind". Alle Ringversuchsteilnehmer teilen ihre Resultate dem Ringversuchsausrichter mit, der eine Datenauswertung vornimmt bzw. in bestimmten Fällen die Proben mit einer Referenzmethode untersucht. In der anschließend an die Teilnehmer verschickten Ringversuchsauswertung kann jeder Ringversuchsteilnehmer seine Resultate in Vergleich zu den Resultaten der übrigen Teilnehmer betrachten. Man sieht als Teilnehmer also, ob man im Wesentlichen „das Gleiche" misst wie andere Labors. Ringversuche werden meist ein- bis viermal pro Jahr für die meisten Parameter der Labormedizin angeboten, auch für mikrobiologische und transfusionsmedizinische Untersuchungen.

Richtlinien der Bundesärztekammer

Die interne und externe Qualitätssicherung ist in Deutschland seit langem sehr detailliert geregelt. In den **RiLiBÄK** (Richtlinien der Bundesärztekammer) für die Qualitätssicherung im medizinischen Labor sind alle wesentlichen Inhalte des geforderten Qualitätsmanagements detailliert dargestellt (Internetadresse: http://www.bundesaerztekammer.de/30/Richtlinien/Richtidx/Labor2002/index.

html). Die „RiLiBÄK" gelten im Prinzip für alle Ärzte, unter deren Verantwortung Laboruntersuchungen durchgeführt werden und haben verbindlichen Gesetzescharakter. Ihre Einhaltung wird durch die Eichämter kontrolliert. Fallen bei den zum Teil unangekündigten Kontrollen Verstöße gegen die RiLiBÄK auf, erfolgt eine Meldung an die jeweilige Landesärztekammer und ein Entzug der Laborermächtigung droht. Die RiLIBÄK gelten im strengen Sinn für eine Reihe der wichtigsten Laborparameter. Für sie sind unter anderem die maximal zulässigen Impräzisionen festgelegt sowie die maximalen Abweichungen vom Zielwert eines Qualitätskontrollmaterials in der Richtigkeitskontrolle. Alle nicht ausdrücklich in der RiLiBÄK erwähnten Laborparameter sollen bezüglich der Qualitätssicherung in Analogie zu den „richtlinienpflichtigen" Parametern behandelt werden.

Plausibilitätskontrolle
Neben der laufenden internen und externen Qualitätskontrolle ist die **Plausibilitätskontrolle** ein wesentlicher Teil der Qualitätssicherung im medizinischen Labor. Grundsätzlich geht in der Labormedizin kein Wert direkt von einem Analysensystem an einen Einsender „raus". Immer und grundsätzlich werden die für einen Patienten erstellten Laborwerte – nach der Qualitätskontrolle der Messserie – von einer qualifizierten Person beurteilt und nur dann „freigegeben" und gedruckt, wenn die Werte schlüssig sind. Diese Plausibilitätskontrolle soll zum einen eine Fehlzuordnung der Probe oder der Messwerte aufdecken. Dazu kommt es beispielsweise, wenn die Probe eines Patienten in ein Probengefäß abgenommen wurde, das mit dem Namen eines Mitpatienten versehen war.
Außerdem versucht man bei der Plausibilitätskontrolle, einzelne, unrichtig gemessene Werte zu identifizieren, die nicht direkt auf einer Fehlfunktion des Analysensystems beruhen: Solche sporadischen Fehlmessungen beruhen z. B. auf einer Luftblase auf einem Testreagenz oder auf einem Gerinnsel in der Probe. Ein solches Gerinnsel kann die Probennadel bei einer individuellen Messung blockieren, so dass eine zu geringe Probenmenge in den Test eingesetzt wird. Schon bei der nächsten Pipettierung kann sich das Gerinnsel gelöst haben und ein korrekter Wert wird erstellt, die Qualitätskontrolle wäre unauffällig.
Wichtig bei der Plausibilitätskontrolle ist (besonders im Klinik-Labor) der Vergleich von Patientenwerten mit den jeweiligen Vorwerten des Patienten. Wird beispielsweise ein normaler Wert für das Leberenzym GOT bei einem Patienten gefunden, der am Vortrag sehr stark erhöhte Werte hatte, deutet dies auf eine Probenvertauschung oder eine sporadische Fehlmessung hin. Ist nur der GOT-Wert zum Vorwert diskrepant, während der Wert von GPT als weiterer Leberwert passend zum Vorwert ebenfalls erhöht ist, spricht dies für eine sporadische Fehlmessung der GOT (beispielsweise durch ein kleines Gerinnsel, das bei der Probenpipettierung für die GOT-Messung aufgezogen wurde) und gegen eine Probenvertauschung.
Bei der Plausibilitätskontrolle können auch Werte auffallen, die mit dem Leben nicht vereinbar sind. Wird z. B. ein Kalium-Wert gefunden, der 5-fach über dem Normalwert liegt, kann das dadurch erklärt sein, dass Blut aus einer Vene entnommen wurde, in der gleichzeitig eine kaliumhaltige Infusion verabreicht wird.

Name 0046636058	Geburtsdatum: 12.09.1931		Befundausgabe: 15.08.2006 10:34 (30)				Station 4 Seite: 1
Klinische Chemie (Basis)		Refer.Ber. (Therap.B.)	Fr 11.08 2006 07:00	Sa 12.08 2006 07:00	So 13.08 2006 07:00	Mo 14.08 2006 07:00	Di 15.08 2006 07:00
Natrium	mmol/l	135– 145	148•	149•	145	142	141
Kalium	mmol/l	3.5– 5.0	4.9	4.8	5.4•	5.1•	5.1•
Kreatinin	mg/dl	0.5– 1.2	2.1•	2.0•	1.7•	1.7•	1.6•
Harnstoff	mg/dl	9– 50	61•	74•	67•	79•	85•
Bilirubin ges.	mg/dl	< 1.0	6.5•	4.1•	2.9•	2.4•	1.8•
Alk. Phosphatase (37°)	U/l	< 135A				206•	
Gamma-GT (37°)	U/l	< 55A				77•	
GPT [ALT] (37°)	U/l	< 45A	97•	68•	53•	43	45•
GOT [AST] (37°)	U/l						
GLDH (37°)	U/l						
Cholinesterase (37°)	kU/l	5.00–13.30A				3.42•	
α-Amylase	U/l						
Lipase	U/l	< 60				23	
CK-Gesamt (37°)	U/l	< 180A	297•	253•	326•	228•	164
CK-MB-Aktivität (37°)	U/l	< 15	17•	< 15	< 15	< 15	< 15
CK-MB-Massenkonz.	ng/ml						
Troponin I (TnI Ultra)	ng/ml	< 0.05	1.31•	0.63•	0.38•	0.22•	0.12•
Myoglobin	ng/ml						
LDH (37°)	U/l	< 250A				185	
Cholesterin	mg/dl	120– 240A	79•	90•	97•	90•	78•
Triglyzeride	mg/dl	50– 200A				171	
Harnsäure	mg/dl						
Calcium	mmol/l						
anorg. Phosphat	mg/dl	2.5– 4.8	4.8	4.2	4.3	3.3	3.8
Magnesium	mmol/l	0.65– 1.20	0.93	1.17	0.88	0.97	1.05
Eisen	µg/dl						
Transferrin	g/l						
Ferritin	ng/ml						
Gesamteiweiss	g/dl						
Albumin	g/dl	3.5– 5.0				2.7•	
CRP (high sens.)	mg/dl	< 0.5	20.2•	18.7•	9.4•	5.4•	3.2•
Procalcitonin	ng/ml						
Interleukin-6	pg/ml		429	42.0	48.6	39.3	folgt
Glucose (S)	mg/dl	70– 115	131•	117•	143•	129•	121•
Osmolalität Serum	mosm/kg	280– 295	313•	317•	310•	309•	307•
Osmolalität Urin	mosm/kg	50– 1200	344	394	409	372	426
Gerinnung (Basis)							
Quick	%	70– 100	60•	75	80	90	85
INR		(2.0– 4.0)	1.5•				
aPTT	sec	26– 40A	42•	46•	42•	41•	37
aPTT-Ratio		(1.7– 3.8)		1.4•			
Fibrinogen (n. Clauss)	mg/dl	160– 400				768•	
Antithrombin	%	80– 120	71•	61•	65•	72•	68•
D-Dimer	µg/ml						
Kleines Blutbild							
Leukozyten	G/l	4.0– 11.0	17.5•	13.4•	10.3	9.0 M	9.7
Erythrozyten	T/l	4.50– 6.30	3.16•	2.86•	3.15•	3.36•	3.50•
Hämoglobin	g/dl	14.0– 19.0	9.4•	8.4•	9.4•	9.6• M	10.0•
Hämatokrit		0.380–0.520	.277•	.250•	.280•	.284•	.294•
MCV	fl	78.0– 96.0	87.5	87.3	88.8	84.5	84.0
MCH	pg	26.0– 32.0	29.8	29.2	29.9	28.6	28.6
MCHC	g/dl	32.0– 36.0	34.1	33.5	33.7	33.8	34.0
Thrombozyten	G/l	150– 440	145•	160	169	178 M	210
Retikulozyten	Promille	9– 25				6•	

Abb. 4.7: Laborbefund. [M306]

Bei manuellen Messwerteeingaben von Spezialuntersuchungen können besonders leicht Fehler auftreten, etwa wenn ein Komma an der falschen Stelle gesetzt wird. Bei der Plausibilitätskontrolle sind Kenntnisse und Erfahrungen darüber notwendig, wie schnell die Werte eines Laborparameters im Behandlungsverlauf ansteigen oder abfallen können, sowie Kenntnisse über Störfaktoren und Einflussgrößen einzelner Parameter.

In sehr seltenen Fällen kann die Messung eines Parameters in einer Patientenprobe reproduzierbar unrichtige Resultate liefern, obwohl technisch keinerlei Fehlfunktion des Analysensystems vorliegt. Ursache dafür können bei Immunoassays (→ oben) z.B. Antikörper im Patientenblut sein, die mit den Testantikörpern interagieren (heterophile Antikörper, beispielsweise Rheumafaktoren). Solche schwerwiegenden analytischen Störungen treten sicher in deutlich weniger als 1% aller Messungen auf, sind jedoch grundsätzlich zu bedenken.

Lassen sich Ergebnisse aus unterschiedlichen Labors überhaupt vergleichen?

Bei der Bewertung von Laborresultaten und Referenzbereichen ist tatsächlich immer die Problematik von Methodenabhängigkeiten und unterschiedlichen Standardisierungen zu beachten. Insbesondere bei Tumormarkern oder auch Hormonen unterscheidet sich die Wertelage eines Kollektivs zum Teil deutlich, wenn Tests unterschiedlicher Hersteller verwendet werden. Ein wesentliches Ziel der Labormedizin ist es daher, die **Standardisierung** der Tests unterschiedlicher Hersteller – vor allem durch die Entwicklung und Bereitstellung von Referenzpräparationen – soweit anzugleichen, dass methodenunabhängige Richtwerte für alle Laborparameter erstellt werden können.

Dieses Ziel ist jedoch bislang nur für einen Teil der klinisch-chemischen Parameter verwirklicht. Kaum Wertelageunterschiede zwischen den Resultaten unterschiedlicher Labors sind für die meisten Basisparameter zu erwarten, z.B. Hämoglobin, Bilirubin oder Kreatinin. Grundsätzlich ist bei jedem individuellen Befund der auf dem Ausdruck vom jeweiligen Labor angegebene Richtwert zu berücksichtigen. Vor allem bei Tumormarker-Befunden muss auf dem Befund jeweils auch die verwendete Messmethode angegeben sein und die entsprechenden methodenspezifischen Richtwerte sind zu beachten.

Woher weiß man, was für ein Wert „normal" ist? Wie wird ein Normalbereich ermittelt?

> Es ist der grundsätzliche Ansatz der Labormedizin, dass die Konzentration von biologisch relevanten Markersubstanzen in Körperflüssigkeiten bestimmt wird, und dass diese Konzentrationen im individuellen Fall in Beziehung gesetzt werden, mit den Konzentrationen, die normalerweise bei nicht erkrankten Personen gefunden werden.
> Dieser „normale" Konzentrationsbereich wird auch als **Referenzbereich**, **Normalbereich** oder als **Richtwertbereich** bezeichnet.

Ermittlung des Referenzbereiches

Der Hersteller eines Labortests gewinnt z.B. 100 Probanden für eine Referenzbereichstudie, z.B. durch Inserate oder Aushänge. Mitmachen können Personen, die sich insgesamt gesund fühlen und bei denen eine ausführliche Befragung keinen Hinweis auf das Vorliegen einer akuten oder chronischen Erkrankung liefert. Das Vorgehen kann unterschiedlich sein, z.B. kann

- Eine körperliche Untersuchung erfolgen, um individuell Erkrankungen möglichst auszuschließen
- Ein Gesundheits-Check durch gängige Laboruntersuchungen erfolgen
- Eine technische Untersuchung durchgeführt werden, z.B. Sonographie des Bauchraums oder des Herzens
- In der Probandengruppe auf Menschen, die Medikamente oder orale Verhütungsmittel einnehmen, verzichtet werden.

Üblicherweise werden gleich viele männliche wie weibliche Probanden eingeschlossen. Bei den Probanden wird Untersuchungsmaterials, meist Blut oder Urin, gewonnen. In diesen Proben wird der Parameter bestimmt, für den ein Referenzbereich erstellt werden soll. Die 100 gefundenen Werte werden mathematisch ausgewertet. Zunächst interessiert der Absolutbereich der Werte, also die Spanne von der niedrigsten zur höchsten Konzentration. Für die Festlegung des Referenzbereichs ist es gängig, die beispielsweise zwei (oder fünf oder zehn) höchsten und niedrigsten Messwerte zu „streichen". Dadurch wird ein engerer Referenzbereich definiert. Es muss aber betont werden, dass auch bei den Probanden, deren Messwerte am höchsten/niedrigsten Ende der Konzentrationsverteilung gefunden wurden und die bei der Messwerterhebung gestrichen wurden, entsprechend den Einschlusskriterien der Studie, es kein Hinweis auf das Vorliegen einer Erkrankung gibt. Das bedeutet ganz grundsätzlich, dass auch Gesunde immer Werte außerhalb des Referenzbereichs eines Laborparameters aufweisen können. Es gibt immer Individuen, die die äußeren Grenzen der biologischen Varianz belegen.

Geschlechtsspezifischer Vergleich
In einer Referenzbereichsuntersuchung sollte immer ein Vergleich der jeweiligen Messwerte zwischen Frauen und Männer erfolgen. Liegen signifikante Unterschiede vor, müssen geschlechtsabhängige Referenzbereiche definiert werden, wie beispielsweise bei der Hämoglobin-Konzentration.

Abhängigkeit der Werte vom Alter
Auch sollte auf das Vorliegen einer Altersabhängigkeit untersucht werden. Ergeben sich Hinweise auf eine solche, muss gezielt eine Referenzbereichsstudie in unterschiedlichen Altersintervallen erfolgen, um altersspezifische Richtwerte zu etablieren. Insbesondere die Gewinnung von Blut gesunder Kinder zur Etablierung pädiatrischer Richtwerte ist ein praktisch kaum lösbares Problem, da Blutproben von gesunden Kindern nur sehr selten gewonnen werden können. Parameter mit einer starken Altersabhängigkeit sind beispielsweise die alkalische Phosphatase oder die Sexualhormone.

Weitere Einflüsse
Wenn man berücksichtigt, dass auch der ethnische Einfluss der Abstammung auf Laborparameter untersucht werden muss, möglicherweise der Einfluss der Zyklusphase, der Tageszeit, der Jahreszeit, der Ernährungsgewohnheiten, häufiger Medikamente (z. B. der „Pille") oder Ähnlichem, wird klar, dass die Etablierung von Richtwerten eine äußerst komplexe Aufgabe ist.

Häufig darf für die individuelle Bewertung eines Laborparameters nicht der Richtwert Gesunder zugrunde gelegt werden. So weisen Patienten mit einer Anämie typischerweise erhöhte Werte des blutbildenden Hormons EPO auf. Um bei einem individuellen Patienten einen Mangel an EPO aufzudecken, z. B. bei Nierenerkrankungen, müssen die EPO-Werte des Patienten daher mit denen anderer anämischer Patienten (ohne Nierenerkrankungen) in Beziehung gesetzt werden. Der Vergleich mit gesunden nicht-anämischen Menschen wäre wenig hilfreich.

Ganz allgemein weisen Laborparameter in einem Referenzkollektiv eine unterschiedliche Spannbreite von Mensch zu Mensch auf. Manche Größen sind von den jeweiligen biologischen Regelkreisen eng reguliert (z. B. Serum-Kalium), andere weiter (z. B. die Konzentration des Cortisols).

Unterschiedliche Relevanz der Abweichungen
Natürlich ist auch die Relevanz von Abweichungen eines Laborwertes vom Referenzbereich unterschiedlich. Auch nur leicht erniedrigte Kalium-Werte sind gefährlich und damit sehr akut relevant, da Rhythmusstörungen auftreten können. Erniedrigte Werte der Transaminasen sind jedoch ohne Relevanz, hier interessieren nur erhöhte Werte, die z. B. auf eine Hepatitis hindeuten könnten.

Für die Beurteilung eines individuellen Laborwertes ist auch die Kenntnis darüber wichtig, wie stark die Schwankung der Konzentration normalerweise innerhalb einer Person zu unterschiedlichen Abnahmezeitpunkten sein kann und welche Schwankungen durch die Ungenauigkeit der Messmethode verursacht sein können (starke Schwankungen, z. B. bei Glucose und Prolaktin). Auch die Kenntnis der Vorgeschichte eines Patienten ist entscheidend. Beispielsweise deuten Werte von PSA, dem wichtigsten Tumormarker des Prostata-Karzinoms, die innerhalb des Referenzbereichs liegen, bei einem Patienten, der wegen eines Prostatakarzinoms radikal operiert worden ist, auf ein Rezidiv oder Absiedelungen hin, während sie bei einem nicht operierten, beschwerdefreien Patienten gegen das Vorliegen eines Tumors sprechen.

Sind alle labormedizinischen Tests gleich leistungsfähig? Gibt es „gute" und „schlechte" Tests?

Unterschiedliche Aussagekraft

Unabhängig von der technisch-analytischen Richtigkeit und Präzision einer Messung selbst ist es entscheidend wichtig, auch zu berücksichtigen, dass unterschiedliche Laboruntersuchungen auch ganz unterschiedliche Aussagekraft aufweisen. Es ist für einen Laborparameter wünschenswert, dass bezüglich einer bestimmten Erkrankung ein Grenzwert ermittelt werden kann, der ein Kollektiv Gesunder von einem Kollektiv Erkrankter klar und eindeutig trennt. Dies ist jedoch bei kaum einem Parameter der Fall (→ Abb. 4.8).

Spezifität und Sensitivität

Praktisch immer gibt es eine Überlappung der Wertebereiche Gesunder und Erkrankter: Es gibt Gesunde mit Werten außerhalb des Normalbereichs und es gibt Kranke, die bezüglich eines zur jeweiligen Erkrankung in Beziehung stehenden Laborparameters normale Werte aufweisen. Ein Test, der fast nur bei Erkrankten einen Wert außerhalb des jeweiligen Referenzbereichs liefert, weist eine hohe **Spezifität** auf. Ein Test, der bei fast allen Erkrankten einen Wert außerhalb des Referenzbereichs liefert, weist eine hohe **Sensitivität** auf.

Beides kann von kaum einem Test behauptet werden. So finden sich nicht wenige Patienten mit Prostata-Karzinom, die normale PSA-Werte aufweisen. Die Sensitivität von PSA ist also begrenzt, es gibt zahlreiche „falsch-negative" Befunde. Andererseits liegt bei vielen Patienten mit erhöhten PSA-Werten kein Prostata-Karzinom vor: Auch die Spezifität der PSA-Messung ist also begrenzt, es gibt viele „falsch-positive" Befunde. Dabei ist im individuellen Fall natürlich ein PSA-Wert, der nur leicht oberhalb des Referenzbereichs liegt, anders zu bewerten, als ein Wert, der gegenüber dem Referenzbereich um das 4-fache erhöht ist. Auch die „Dynamik" von Messwerten in Wiederholungsuntersuchungen bei

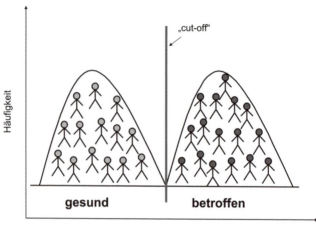

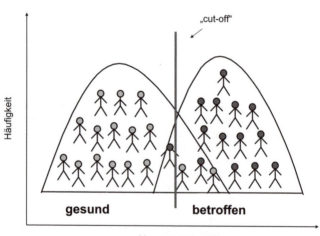

Abb. 4.8: Häufigkeitsverteilung zwischen Gesunden und Kranken.

einem Patienten muss berücksichtigt werden: So kann ein rascher Anstieg der PSA-Werte bei noch niedriger absoluter Wertelage bereits bedenklich sein.

Besonders in der serologischen Infektdiagnostik kann innerhalb des Tests durch die Definition von Entscheidungsgrenzen Spezifität und Sensitivität kontinuierlich variiert werden. Bei serologischen Tests ist das primäre Messsignal meist ein abstrakter Zahlenwert, beispielsweise eine Photometer-Extinktion. Ab einer definierten Extinktion wird das Resultat als „positiv" bewertet. Wird die Grenzextinktion nach unten verschoben, erhält man eine erhöhte Sensitivität um den Preis einer verschlechterten Spezifität. Also wird man weniger „falsch-negative" Befunde erstellen und nimmt dafür mehr „falsch-positive" in Kauf.

In der serologischen Diagnostik verfügt man häufig über Suchtests und über Bestätigungs- oder Anschlusstests, die bei pathologischem Befund der Suchtests nachbestimmt werden können. Insofern versucht man im Allgemeinen, die Sensitivität eines Suchtests hochzuschrauben, da man ja positive Befunde – bevor sie an den Einsender mitgeteilt werden – durch Folgetests überprüfen kann. Dieses Vorgehen ist z. B. bei der HIV-Diagnostik wichtig. Dabei soll ein Suchtest sehr sicher alle Erkrankten z. B. vor einer Blutspende erkennen. Wird ein pathologischer Suchtest gefunden, kann eine aufwändigere, spezifische Bestätigungsdiagnostik nachgezogen werden.

Welche Laboruntersuchungen sind zur Gesundheitsvorsorge sinnvoll?

Bei einem beschwerdefreien, jüngeren Menschen, bei dem keine Erkrankungen vorbekannt sind, sind nur wenige Laboruntersuchungen möglicherweise sinnvoll.

Die Messung der Nüchtern-Glucose-Konzentration kann Vorstadien oder die Disposition für das Auftreten einer Zuckerkrankheit aufdecken. Hohe Cholesterin-Konzentrationen können in gewissem Umfang auf ein Risiko von Gefäßerkrankungen hindeuten. Die Messung des Schilddrüsenmarkers TSH kann die relativ häufig vorkommenden Über- und Unterfunktionszustände der Schilddrüse anzeigen. Bei entsprechender persönlicher Risikosituation kann eine HIV- oder eine Hepatitis B- und C-Serologie sinnvoll sein. Suchparameter bezüglich früher, behandelbarer Tumorerkrankungen hat die Labormedizin bis heute nicht anzubieten.

Liegen bei einem Patienten Risikokonstellationen vor wie Übergewicht, Bluthochdruck oder fortgeschrittenes Lebensalter, können weit mehr Untersuchungen indiziert sein, wie im Besonderen die Nierenfunktionsdiagnostik.

Register

A

AB0-System 91
Abstrich
– Mikrobiologische Untersuchung 83
– Probenentnahme 109
Abszess 71
Alaninaminotransferase 17
Albumin 19, 50
Aldosteron 56
Alkalische Phosphatase 19
Allergie-Diagnostik 45
ALT 17
Amylase 19
Amyloid A 51
ANA 46
Anämie 24
– makrozytäre 25
ANCA 46
Androgene 56
Anfärbbarkeit 75
Anti-cCP 46
Antibiotika-Empfindlichkeitsmuster 78
Antikörper 117
Antinukleäre Antikörper 46
Antitrypsin 51
Antizytoplasmatische Antikörper 46
AP 19
aPTT 34
Arterieller Zugang 106
Arzneimittelspiegel 48
Aspartat-amino-transferase 17
AST 17
Atemwegsuntersuchungen 85

Autoimmun-
– Diagnostik 45
– Erkrankungen 46
Autonomie, fokale 54

B

Bakterielle Untersuchung 70
Bakterien
– Antibiotikaempfindlichkeit 78
– direkter Nachweis 74
– Formen 72
– Keimidentifikation 77
– Kulturelle Methode 76
– Stämme 72
– Untersuchung 70
Bakteriologische Labordiagnostik 73
BGA 35
Bilirubin 18
BKS 22
Blut
– als Untersuchungsmaterial 96
– gängige Untersuchungen 10
Blutarmut 24
Blutbild 22
– Differential- 26
– großes 26
– kleines 22
Blutentnahme 101
– Abbruch 105
– Venensituation 104
Bluterkrankheit 34
Blutgasanalyse 35
Blutgerinnung 32

Blutgruppen 91
Blutkörperchen
– rote 24
– weiße 25
Blutkörperchensenkungs-
  Geschwindigkeit 22
Blutkultur 80
– Entnahme und Lagerung
  101
Blutplättchen 25
Blutpräparate 90
Butterfly 103

C

Carcinoembrionales Antigen
  65
CEA 65
Cholestase 18
Cholesterin 31
Citrat-Röhrchen 100
CK 29
CK-MB 29
Clostridien 83
Coeruloplasmin 50
Cortisol 57
CRP 20
– Messung während der
  Behandlung 21
Cushing-Syndrom 57
Cystatin C 60

D

D-Dimere 34
Diabetes mellitus
– Beschreibung 14
– Folgeerkrankungen 47
– spezielle Untersuchungen
  46
– Ursachen 47
Differentialblutbild 26
Direkter Nachweis 74

Drainage
– Bakterielle Untersuchung 83
– Flüssigkeitsuntersuchungen 48
– Probenentnahme 109
Drogentest
– spezieller 63
– Urin 43
Drug monitoring 48

E

EDTA-Röhrchen 100
Eisenmangelanämie 24
Eiweiß
– im Urin 41
– Untersuchungen 50
Elektrolyte 10
Embolie 52
Entzündungszeichen 20
Erstuntersuchung 2
Erythrozyten 24
– im Urin 40

F

Falithrom 33
Fehlermanagement 121
FFP 95
Fieber 81
Folsäure 68
Freies Thyroxin 38
Fresh Frozen Plasma 95
Funktionstests 110

G

Gamma-GT 19
Genetische Untersuchungen 51
Gerinnung 32
– spezielle Untersuchung 52
Gerinnungsuntersuchung
– Probentransport 111
Gesamt-Cholesterin 31

Gestagene 56
Gicht 37
Giftnachweis 63
GLDH 17
Glucometer 15
Glucose 12
– im Urin 42
– Probentransport 111
– Schnelldiagnostik 13
– Toleranztest 47
Glutamat-dehydrogenase 17
Glutamat-pyruvat-transaminase 17
Gonadotropine 56
GOT 17
GPT 17
Gram-Färbung 74
Granulozyten 27

H

Hämatokrit 24
Hämoccult-Test 44
Hämoglobin 23
– Varianten 52
Hämolyse
– Aussehen des Blutes 96
Hämophilie 34
– spezielle Untersuchungen 52
Haptoglobin 50
Harnsäure 37
Harnstoff 16
Harnwegsinfekte 80
HbA1 48
HCG 43
HDL-Cholesterin 31
Heparin 34
Heparinat-Röhrchen 100
Hormonuntersuchung 53
– Frauen 55
Humanes Choriongonadotropin 43
Hyperglykämie 13

Hyperinsulinämie 47
Hyperkaliämie 11
Hyperkalzämie 12
Hypernatriämie 11
Hyperparathyreoidismus 55
Hyperthyreose 38
– immunvermittelte 54
– Spezialuntersuchungen 54
Hyperurikämie 37
Hypoglykämie 13
Hypokaliämie 11
Hypokalzämie 12
Hyponatriämie 11
Hypophysenunterfunktion 57
Hypothyreose 38
– Spezialuntersuchungen 55
Hypovitaminosen 66

I

Ikterus 18
Immundiagnostik 57
Immunglobulinemessung 57
Immunoassays 117
In-Vitro-Diagnositik 1
Infarktmarker 28
Infektion
– bakterielle 70
– Parasiten 87
– Pilze 87
– Virus 88
Intrazellulärer Raum 10
Isoagglutinine 91

K

Kalibration 117
Kalium 11
Kalzium 12
Kanülen zur Blutentnahme 103
Kapillarblut 105
Katecholamine 56
Keimidentifikation 77

Keton-Körper 42
Kliniklabor 114
Knochenmarkuntersuchungen 57
Knochenstoffwechselmarker 58
Kohlendioxid 35
Kokken 75
Kreatinin 15
Kreatinin-Clearance 60
Kulturelle Methode 76
Kulturplatten 76
Kupfer 62

L

Laborarztpraxen 114
Laborgemeinschaften 113
Laboruntersuchung 2
– Interpretation 6
– Maßeinheit 6
– Stufendiagnostik 3
Lactat-Dehydrogenase 38
Laktat 38
LDH 38
LDL-Cholesterin 31
Leberinsuffizienz
– Aussehen des Blutes 96
Leberwerte 16
Leberzirrhose 18
Leistungsverzeichnis 110
Leukopenie 25
Leukozyten 25
– im Urin 40
– mononukleäre 27
Lipase 19
Lipide 30
Liquoruntersuchung 58
– bakterielle 84
– Probenentnahme 108

M

Magnesium 62
Makrozytäre Anämie 25

Malaria 88
Marcumar 33
Markersubstanzen 5
Metabolisches Syndrom 31
Mikrobiologie 70
– Probentransport 111
Morbus Basedow 54
Multigen verursachte
  Erkrankungen 51
Myoglobin 29

N

Nachweis, direkter 74
Nährboden 76
Natrium 11
Natriuretische Peptide 59
Nierenerkrankungen
– Urinbefund 41
Nierenwerte 15
– spezielle 60
Nitrit 41
Normalbereich 130

O

Osteoporose 58

P

Parasiteninfektionen 87
Parathormon 55
PBG 61
pCO_2 35
Peptide, natriuretische 59
pH-Wert 35
– im Urin 41
Phenytoin 49
Photometrie 116
Pilzinfektionen 87
Plausibilitätskontrolle 126
pO_2 35
Porphobilinogen 61

Porphyrie 61
Praxis-Labor 113
Probengefäße 98
Probentransport 110
Progesteron 56
Prostata-spezifisches Antigen 64
Proteine 50
– spezifische 50
– Tumormarker 64
Prothrombin-Thromboplastin-Zeit 32
Provokations-Testung 45
PSA 64
PTH 55

Q

Qualitative Untersuchung 117
Qualitätssicherung 122
Quantitative Untersuchung 117
Quick-Test 32

R

Rachenabstrich 85
Referenzbereich 130
Retikulozyten 28
Rheumafaktoren 46
Richtlinien der Bundesärztekammer 125
Richtwert 130
Ringversuch 125
Rote Blutkörperchen 24

S

Sauerstoff 35
Schilddrüsenhormon-untersuchungen 53
Schilddrüsenüberfunktion 38
– Spezialuntersuchung 54
Schilddrüsenunterfunktion 38
– Spezialuntersuchung 55

Schwangerschaftsnachweis 43
Screening 4
Selen 62
Sensitivität 132
Sepsis 71
Serum-Elektrophorese 50
Serumröhrchen 99
SI-Einheit 6
Spermiogramm 62
Spezifität 132
Spurenelemente 62
Stauung 103
Streptokokken-Schnelltest 75
Stufendiagnostik 3
Stuhluntersuchung 43
– Bakteriologische Kultur 82
– chemische 62
– Probenentnahme 108
Syndrom, metabolisches 31

T

T3 38
T4 38
Talspiegel 49
Technische Untersuchungen 3
Teerstuhl 43
Theophyllin 49
Thrombose 52
Thrombozyten 25
Thrombozytenkonzentrate 95
Thrombozytopenie 25
Thrombozytose 26
Thyroxin, freies 38
Titer 89
Toleranztest, Glucose 47
Toxikologie 63
Transaminasen 17
Transfusion 90
– Zwischenfall 92
Transfusionsmedizin 90
Trenngel 99

Triglyceride 31
Trijodthyronin 38
Trisomie 21 61
Troponin 30
TSH 38
Tumormarker 64

U

Untersuchung
– bakterielle 70
– genetische 51
– technische 3
Untersuchungsmaterialien 96
– Abstrich 109
– Blut 96
– Liquor 108
– Punktate 109
– Stuhl 108
– Urin 107
Urethralabstrich 85
Urin
– bakteriologische Kultur 80
– Drogennachweis 43
– Probenentnahme 107
– Schnelltest 39
– Sediment 42

V

Vaginalabstrich 85
Virus-Infektion 88
– Serologie 89
– Titer 89
Vitamin A 69
Vitamin B12 39
– Mangel 67
– Spezialuntersuchung 67
Vitamin D 68
Vitamin E 69
Vitamine 66
Vitamin K 69

W

Wachstumshormone 57
Weiße Blutkörperchen 25
Wundabstriche 83

Z

Zentraler Venenkatheter 106
Zink 62
Zuckerkrankheit 46
Zugang, arterieller 106